疫学
EPIDEMIOLOGY

新型コロナ論文で学ぶ基礎と応用
Basics and Case Studies
from the NEJM Covid-19 Articles

Yoshitaka Tsubono

坪野吉孝

勁草書房

まえがき

　本書は、世界でもっとも影響力の強い医学専門誌である『ニュー・イングランド・ジャーナル・オブ・メディシン』（The New England Journal of Medicine; NEJM）に掲載された、新型コロナウイルス感染症（Covid-19）の疫学論文を題材として、疫学の概念と方法を基礎から応用まで解説する試みである。

　本書は、「基礎編」と「応用編」の2部で構成される。以下、それぞれの概略とねらいを説明する。

第I部・基礎編について

　「基礎編」では、健康や医療における「因果関係を評価する方法論」としての疫学に焦点をあて、全体を一貫するロジックが見渡せるように解説した。

　「喫煙はCovid-19の重症化因子か？」という問いは、言い方を変えれば、Covid-19患者では、それまでの「喫煙」が「原因」となって、「Covid-19の重症化」という「結果」が生ずるのか、つまり、「喫煙」と「Covid-19の重症化」とのあいだに因果関係があるか、という問いである。また、「ワクチンはCovid-19発症の予防に有効か？」という問いは、健康人では、「ワクチン」接種が「原因」となって、「Covid-19発症の予防」という「結果」が生ずるのか、つまり、「ワクチン」接種と「Covid-19発症の予防」とのあいだに因果関係があるか、という問いである。

　健康や医療における因果関係を評価することは、一見すると単純で簡単な話に思える。しかし実際には、理論的にも調査の実務的にも、ひじょうに複雑で困難な話である。因果関係が存在するという判断のさまたげになる要因が、理論的にも実務的にもたくさん存在するからである。因果関係の有無や程度を適切に評価することは、疫学におけるもっとも重要な課題である。歴史的にも、健康や医療における因果関係を評価するための概念や方法論を提供してきたこ

とが、疫学の最大の貢献といえる。

　そこで「基礎編」では、疫学のさまざまな概念や方法が、因果関係の評価というひとつの目的を達成するうえで、どのような役割を果たしているかを論理的に理解できるよう、記述を試みた。具体的には、「発生率」「リスク比」などの数値指標と、「偶然」「バイアス」「交絡」などの概念と、「ランダム化比較対照試験」や「症例対照研究」などの研究方法を、おたがいバラバラのものとして説明するのではなく、因果関係の評価という目的を遂行するための、論理的に一貫したアプローチであることがわかるように説明した。図表を多数示すいっぽう、加減乗除を超える数式は示さず、概念や方法の基礎にあるイメージが伝わるように記述した。

第Ⅱ部・応用編について

　「応用編」では、NEJM に掲載された Covid-19 に関する疫学論文を 6 件取り上げ、論文の概要、意義、および限界を解説した。

　「基礎編」を読まなくても論文解説を読めるよう、疫学用語は基本的に使わずに説明し、必要な場合にはそのつど簡単に解説した。Covid-19 をめぐる世界の研究動向に関心のある読者は、「基礎編」を飛ばして、「応用編」から読んでいただきたい。

　「応用編」で取り上げた 6 件の論文の内訳は、ワクチンに関する研究が 4 件、治療薬に関する研究が 2 件である。いずれも、「世界で初めての科学的知見」を報告した論文といえる。これらの論文の結果がワクチン接種や患者治療の現場に取り入れられることで、「世界を変えた論文」である。また、本書の「基礎編」や、通常の疫学の入門書には記載されていない、新しい方法論がいくつも採用されている。これらの新しい方法論についても、「基礎編」の予備知識がなくても理解できるよう、そのつど説明した。

　6 件の研究は、Covid-19 の予防と治療の「世界を変えた論文」であると同時に、疫学の最新の方法論を用いた「高度の疫学論文」でもある。そこでこれら6 件の論文解説を、「応用編」として位置づけた。

第Ⅱ部・応用編のワクチン論文

　ここからは予告編として、「応用編」の6件の論文について、Covid-19の予防と治療における内容上の意義と、高度の疫学研究としての特徴について、かんたんに紹介する。

　ワクチンに関する4件の論文は、公表された時期が早いものから順番に並べている。先行の研究で未解明だった部分が、後続の研究で明らかにされるという、研究の発展のダイナミズムが理解できるだろう。また、4件の論文は、それぞれ異なる研究方法──「基礎編」で解説する「研究デザイン」──を採用している。それぞれの論文が明らかにすべき固有の問いに答えを出すためには、その研究方法が最善であり、必然でもあることがわかるだろう。

　Ⅱ-1では、ファイザー社のmRNAワクチンに関する、約4万人のランダム化比較対照試験を紹介する。新規の医薬品を評価する研究としての臨床試験という「理想的な状況における有効性」（efficacy）を、世界で初めて明らかにした。

　Ⅱ-2は、ファイザー社mRNAワクチンの全国的な集団接種を世界に先駆けて行ったイスラエルの後向きコホート研究である。集団接種という「実際的な状況における有効性」（effectiveness）を、世界で初めて明らかにした。
　上記のファイザー社の臨床試験では、「有症状のCovid-19」に対するワクチンの有効性しかわからなかった。そこでこの研究では、約120万人の大規模なデータを用いて、「有症状のCovid-19」だけではなく、「Covid-19による入院」「重症のCovid-19」「Covid-19による死亡」に対するワクチンの有効性を明らかにした。
　この論文の方法論の特徴として、「ランダム化比較対照試験の模倣（emulation）としての観察研究」という、最新の方法論が全面的に研究に取り入れられている。

　Ⅱ-3は、新型コロナウイルスの「感染」に対するファイザー社とモデルナ

社の mRNA ワクチンの有効性を調べた前向きコホート研究を取り上げた。上記2件の論文では、「有症状」や「入院」「重症」「死亡」など、Covid-19 の「発症」に対するワクチンの有効性しかわからなかった。

そこでこの研究では、約 4,000 人の対象者に、症状の有無にかかわらず定期的な PCR 検査を行うことで、Covid-19 の「発症」ではなく、無症状も含めた「感染」に対するワクチンの有効性を明らかにした。

この研究の方法論の特徴として、「処置の傾向性の逆数による重みづけ」（inverse propensity of treatment weighting）という手法を用いた、ワクチン接種群と未接種群の特性の差の補正が行われている。

Ⅱ-4 では、デルタ株に対するファイザー社とアストラゼネカ社のワクチンの有効性を調べた症例対照研究を扱った。上記3件の論文では、従来株に対するワクチンの有効性しかわからなかった。感染ウイルスが従来株かデルタ株かを精確に知るには、ウイルスの遺伝子解析が必要だが、十分な解析を実施しているのは英国など一部の国のみだった。そこで英国の約 18 万人を対象に研究を行い、デルタ株に対するワクチンの有効性を、世界で初めて明らかにした。

この研究の方法論の特徴として、症例対照研究のなかでも「検査陰性デザイン」（test-negative design）という最近の手法が用いられている。

応用編の治療薬の論文

つぎに2件の治療薬に関する論文の概略を紹介する。Covid-19 の流行の初期には、患者をどのように治療すればよいかわからず、新型コロナウイルスに特異的な治療もまだ開発されていなかった。そのため世界の研究者は、他の疾患の治療薬として使われていた既存の薬剤について、Covid-19 に対する有効性と安全性を評価する研究を、つぎつぎと実施した。ただし、研究の中には、質の高いものもあれば、問いに対する答えが出ないことが事前にわかるような質の低いものも、さらにはデータの信頼性に疑問が呈されるものもあり、混沌とした状況だった。

本書で取り上げた治療に関する2件の研究は、いずれも NEJM に掲載された Covid-19 治療の論文であるが、こうした世界的な試行錯誤と混乱について、

もっともつよい「影」の部分と「光」の部分を反映したものである。

Ⅱ-5 は、「コロナ時代の最初の巨大な研究スキャンダル」と呼ばれる論文の解説である。パンデミックの初期、一部の血圧降下薬を服用している患者がCovid-19 にかかると、死亡などの重症化リスクが高まるという懸念があった。国際的な大規模患者データベースを活用したと称するこの後向きコホート研究では、Covid-19 入院患者がこれらの血圧降下薬を服用していても死亡リスクは高くならないという、医療者や患者を安堵させる結果だった。ところが、論文のもとになった患者データベースの存在や信頼性に疑問が投げかけられ、論文公表からわずか 1 か月足らずで、著者ら自身が論文を撤回する事態にいたった。

この研究グループは、NEJM に次いで影響力の強い医学専門誌である『ランセット』（The Lancet）にも、おなじデータベースを用いた研究と称して、抗マラリア薬のヒドロキシクロロキンを服用した Covid-19 入院患者では、死亡率と不整脈の発生率が高まるという論文を発表し、世界の研究者に衝撃を与えた。さらに、抗寄生虫薬であるイベルメクチンの服用により、Covid-19 入院患者の死亡率が大幅に下がるという論文もウェブ上で公開していた。これら 2 件の論文も、著者自身がその後撤回し、一連のスキャンダルに発展した。

Ⅱ-6 は、副腎皮質ホルモンの一種であるデキサメタゾンの投与により、呼吸補助が必要な重症の Covid-19 入院患者の死亡率が下がることを示したランダム化比較試験である。英国の 176 の病院が協力して約 6,000 人の入院患者を登録し、共通の研究計画に基づき統一的に臨床試験を実施した。パンデミックの初期の 2020 年 3 月に研究が開始され、100 日も経ない同年 6 月には、世界のどの病院にもある安価な薬剤であるデキサメタゾンの有効性を示す予備的報告が公表され、すぐに世界の臨床現場で使われるようになった。

パンデミックという緊急時には、科学性を重視する臨床試験を行うことは不可能かつ不適切であり、可能性のある治療はなんでも試みることが、むしろ倫理的であるという主張が見受けられる。しかしこの研究は、パンデミックの時こそ、科学性と緊急性を両立させた研究を行うことが必要であり、またそれが

可能であることを、事実をもって示した。

　この研究の方法論の特徴として、「マスタープロトコルを用いたプラットフォーム試験」という方法が採用されている。

無数の人々の生命を救う疫学研究

　新型コロナウイルス感染症の世界的な蔓延とたたかうために、これまでの教科書を書き換えるような量と質の疫学研究が行われてきた。これらの研究を通して明らかにされた知見を、予防と治療の現場に応用することを通して、世界の無数の人々の生命が救われ、健康が守られてきたのである。

　データと論理と知性の力によって大きな貢献を果たしてきた疫学の基礎を理解し、今回のパンデミックで応用された疫学研究の成果と課題を知り、つぎの世界的な健康危機に備える。こうした関心を持つ方々が、本書を手にしてくださることを願ってやまない。

目　次

II　応用編——新型コロナの疫学論文を読み解く

I 基礎編
疫学の基本事項

1 疫学とは

　疫学（Epidemiology）は、**人間集団**（human population）における**疾病の頻度**と分布や、それらの**関連要因**を研究する科学である。人間集団として、健康な人の集団を対象とすることもあれば、患者の集団を対象とすることもある。人間集団は、人口集団（population）と呼ぶこともある。

　疾病の頻度（disease frequency）の「疾病」に含まれるのは、新型コロナウイルス感染症や結核のような感染症、がん・脳卒中・心臓病のようなおもに非感染性の疾患にくわえて、身体機能や認知機能の障害、腰痛や抑うつ気分のような主観的症状などである。以下では、これらを総称して、「**健康アウトカム**」（health outcome）と表記する。

　疾病の頻度の指標には、後述するように、**罹患率**または**発生率**（incidence）、**累積罹患率**（cumulative incidence）、**死亡率**（mortality）、**致死率**（case fatality）などがある。

　疾病頻度の関連要因（determinants）は、疾病の頻度を高くしたり低くしたりする可能性のある要因である。**危険因子**（risk factor）とも呼ばれる。具体例としては、遺伝子変異のような先天的要因、教育・収入・職業のような社会的要因、食事・喫煙・運動のような生活習慣にくわえて、血圧・血清脂質や各種の検査値のような生体指標（biomarker）などである。ワクチンやがん検診などの疾病の予防法や、血圧降下薬や外科手術などの疾病の治療法も含まれる。

　疾病頻度の関連要因を、以下では、おもに「**曝露**」または「**曝露要因**」（exposure）と表記する。芸能人のスキャンダルをメディアが報道するときの「暴露」とは異なる。曝露を字句通りに表現すると、「つゆ（露）にさら（曝）される」となる。疾病の頻度を高くしたり低くしたりする可能性のある要因に（「露に」）、影響を受ける（「曝される」）、ということだ。

胃がんという疾病を例にして、疫学研究の具体的な事例を挙げてみよう。

- ・日本の胃がんの発生率（健康アウトカム）について、経年的な変化（増加や減少）を調査する。他国の胃がんの発生率と比較する。
- ・胃がんの発生率（健康アウトカム）が、ピロリ菌の感染（曝露要因）によって高まるか否かを調査する。
- ・胃がんの死亡率（健康アウトカム）が、内視鏡による胃がん検診（曝露要因）によって下がるか否かを調査する。
- ・胃がんの生存率（健康アウトカム）が、新しい免疫療法（曝露要因）によって上がるか否かを調査する。

疫学研究の重要な目的のひとつは、曝露と健康アウトカムとの**「因果関係」**（causality）を評価することである。曝露要因と健康アウトカムの因果関係の評価とは、たとえば、ピロリ菌の感染という「曝露要因」が原因となって、胃がんの発生率という「健康アウトカム」の上昇という結果が生じるのか否か、つまり、曝露要因と健康アウトカムの関係が「原因」と「結果」の関係にあるのか否かを評価することをいう。

疫学研究には、疾病の頻度と分布そのものを明らかにする研究や、疾病頻度の将来予測を行う研究などもある。以下では、疫学研究のうち、曝露と健康アウトカムとの因果関係の評価をおもな目的として行われる研究に限定し、それらの研究の方法を理解するのに必要な、最小限の事項について解説する。

2 疾病頻度の指標

　曝露要因と健康アウトカムとの因果関係を評価するための第1のステップは、人口集団における疾病などの健康アウトカムの頻度を測定することである。代表的な疾病頻度の指標（measures of disease frequency）のあらましを述べる。

発生率（incidence）

罹患率ともいう。以下のように表される。

$$発生率 = \frac{集団から一定期間に新たに発生する健康アウトカムの数}{集団の観察人時}$$

　分母の**観察人時**（person-time）について、たとえば1人を1年間観察すれば1人年（person-year）に相当する。1人を1か月観察すれば1人月（person-month）に相当する。2人を5年間観察すれば10人年、5人を2年間観察しても10人年に相当する。

　がんなどのまれな疾病の発生率は、通常、10万人年あたりの新規発生の症例数で表現される。たとえば、ある集団を10万人年観察したところ80例の胃がん症例が発生したとすれば、この集団における胃がんの発生率は80 / 10万人年となる。

累積発生率（cumulative incidence）

累積罹患率ともいう。つぎのように表される。累積発生率を、**（狭義の）**「リ

スク」とも呼ぶ。

$$累積発生率 = \frac{集団から一定期間に新たに発生する健康アウトカムの数}{観察開始時の集団の人数}$$

発生率の分母は「集団の観察人時」であるのに対して、累積発生率の分母は「観察開始時の集団の人数」である点が異なる。分子は、発生率も累積発生率も、「集団から一定期間に新たに発生する疾患の数」で共通である。

たとえば、10 万人の集団を 5 年間観察したところ 400 例の胃がん症例が発生したとすれば、この集団における胃がんの 5 年累積発生率は 400 / 10 万人 = 0.4％となる。

■ 死亡率（mortality）と致死率（case fatality）

死亡率は、3 つの意味で使われることがある。

第 1 は、死亡という健康アウトカムの「発生率」をいう。

$$死亡率 = \frac{集団から一定期間に発生する死亡の数}{集団の観察人時}$$

第 2 は、死亡という健康アウトカムの「累積発生率」をいう。**(狭義の)「死亡リスク」**に相当する。

$$死亡率 = \frac{集団から一定期間に新たに発生する死亡の数}{観察開始時の集団の人数}$$

第 3 の意味の死亡率は、以下のように表される。

$$死亡率 = \frac{患者集団から一定期間に発生する死亡の数}{観察開始時の患者の人数}$$

「胃がんの死亡率」を例にして、死亡率の3つの意味の違いを考える。

第1と第2の意味での「胃がんの死亡率」の場合、分母の「集団」には、胃がん患者・胃がん以外の病気の患者・健康な人がすべて含まれる（観察開始時点ですでに胃がんを有している患者を除外する場合もある）。いっぽう、第3の意味での「胃がん死亡率」の場合、分母の「患者」に含まれるのは、胃がん患者のみである。分子の「死亡の数」は、3つのいずれも「胃がん死亡の数」で共通している。第1と第2の死亡率と、第3の死亡率では、「分母」が異なるのが重要である。

第3の意味での「死亡率」は、分母は患者の人数、分子は死亡数である。これをとくに「致死率」（case fatality）と呼ぶ。100人の胃がん患者を1年間観察して20例が死亡したとすれば、この患者集団の1年胃がん致死率は20 / 100 = 20%である。

「生存率」（survival rate）は、「100%－致死率」で表される。致死率が20%であれば、生存率は100%－20% = 80%となる。

「死亡率」を議論する場合、第1と第2の意味での「死亡というアウトカムの発生率や累積発生率」（分母は健康な人を含む集団）を意味しているのか、第3の意味での「致死率」（分母は患者の集団）を意味しているのか、区別することが重要である。両者が区別されずに、議論が混乱することは少なくない。

▌有病率（prevalence）

有病率は、つぎのように表される。

$$有病率 = \frac{ある一時点ですでに健康アウトカムを有している者の人数}{ある一時点における集団の人数}$$

発生率が集団の観察期間を考慮に入れた指標であるのに対して、有病率はある一時点での有病者の割合を示している。

3 関連性の指標

　曝露要因と健康アウトカムとの因果関係を評価する第2のステップは、複数の人口集団における疾病などの健康アウトカムの頻度を測定し、それらを比較することである。典型的な比較の例としては、肺がん患者の集団に対して、新規の免疫療法剤を投与する**「介入群」**と、従来の抗がん剤を投与する**「対照群」**とのあいだで、生存率を比較することなどがある。また、健康な集団に対して、タバコを吸う**「曝露群」**と、タバコを吸わない**「比較群」**とのあいだで、肺がん発生率を比較することなどがある。

　これら複数の集団の疾病頻度を比較することを通して、曝露要因と健康アウトカムの関連性を評価する。肺がん患者の生存率が、対照群よりも介入群で高ければ、新規の免疫療法と生存率の高さとのあいだに関連性があると解釈する。また、健康な集団における肺がんの発生率が、比較群よりも曝露群で高ければ、喫煙と肺がん発生率の高さとのあいだに関連性があると解釈する。

　曝露要因と健康アウトカムとの関連性を評価する際に、複数の集団の疾病頻度を比べて算出する指標を、**「関連性の指標」**（measures of association）という。

代表的な関連性の指標

　もっとも代表的な関連性の指標は、前節で述べた疾病頻度の指標のうち、発生率と累積発生率の比（ratio）をとった、**発生率比**（incidence rate ratio）と**累積発生率比**（cumulative incidence rate ratio）である。それぞれ、つぎのように示される。

$$発生率比 = \frac{介入群または曝露群の発生率}{対照群または比較群の発生率}$$

$$累積発生率比 = \frac{介入群または曝露群の累積発生率}{対照群または比較群の累積発生率}$$

累積発生率比は、「リスク比」「相対リスク」とも呼ぶ。

これらに並んで代表的な関連性の指標に、「オッズ比」（odds ratio）と「ハザード比」（hazard ratio）がある。オッズ比はおもに症例対照研究で算出され、発生率比と同値、またはリスク比の近似値を示す（症例対照研究の章で後述）。ハザード比は、ランダム化比較対照試験・前向きコホート研究・後向きコホート研究で算出され、ふたつの集団の健康アウトカムのハザード（危険度）の比である。

なお、発生率・累積発生率・オッズ・ハザードを総称して、**（広義の）リスク**と呼ぶこともある。

関連性の指標の解釈

発生率比・累積発生率比・オッズ比・ハザード比の解釈は、以下のように共通している。

1 を超えている場合　分子である介入群（または曝露群）のほうが、分母である対照群（または比較群）よりも、発生率や累積発生率などが高い。つまり、治療などの介入や喫煙などの曝露によって、健康アウトカムの（広義の）リスクが高くなることを意味する。

1 を下回っている場合　分子である介入群（または曝露群）のほうが、分母である対照群（または比較群）よりも、発生率や累積発生率などが低い。つまり、介入や曝露によって、健康アウトカムの（広義の）リスクが低くなることを意味する。

1 に等しい場合　分子である介入群（または曝露群）と、分母である対照

群（または比較群）とで、発生率や累積発生率などは等しい。つまり、介入や曝露によって、健康アウトカムの（広義の）リスクは、高くも低くもならないことを意味する。

比（ratio）と差（difference）

発生率比や累積発生率比は、ふたつの集団の疾病頻度の「比」を算出している。これにくわえて、ふたつの集団の疾病頻度の「差」を算出する関連性の指標もある。**発生率差**（incidence rate difference）と、**累積発生率差**（cumulative incidence difference）が代表的である。

発生率差＝介入群または曝露群の発生率 ─ 対照群または比較群の発生率
累積発生率差＝介入群または曝露群の累積発生率
　　　　　　 ─ 対照群または比較群の累積発生率

累積発生率差を、**（狭義の）「リスク差」**（risk difference）とも呼ぶ。

比を使用する際の問題点

曝露要因と健康アウトカムの関連性の指標としては、「比」を使う場合のほうが、「差」を使う場合よりも多い。「比」を使う際の問題点について、介入群と対照群のリスク比（累積発生率比）とリスク差（累積発生率差）の仮想例を挙げて説明する。

「新型コロナウイルス感染症の外来患者に、新薬を投与すると、入院リスクが75％減少する」というような表現が、メディアで使われることが多い。「入院リスクが75％減少する」という表現は、リスク差ではなくリスク比のデータをもとにしていることが通常だ。

リスク比とリスク差について、3つの仮想例を**図表 3-1** に示す。

仮想例1、仮想例2、仮想例3の3つを示す。いずれも、新薬を投与した介入群の人数が 100 人、新薬を投与しない対照群の人数も 100 人とそろえている。

健康アウトカムである入院のリスク（累積発生率）は、3つの仮想例の介入群と対照群で、すべて異なっている。

　図表 3-1 の C 列のリスク比を見ると、すべて 0.25 で共通している。D 列の、リスク比に基づいて計算される、新薬の投与によるリスク減少も、すべて 75％で共通している。ところが、E 列のリスク差は、3％（4％－1％）、15％（20％－5％）、75％（100－25％）とそれぞれ異なり、また大きな差がある。

　たとえば「新型コロナウイルス感染症の外来患者に、新薬を投与すると、入院リスクが 75％減少する」という表現は、**図表** 3-1 の D 列のリスク比に基づくリスク減少を指していることが多い。しかし、この 75％のリスク減少という数値を示しただけでは、E 列のリスク差のどれが該当するのか、区別できない。

　仮想例 1 のように、対照群の入院リスクは 4％でもともと非常に低く、新薬を投与してリスクが 1％となり、リスク差は 4％－1％＝3％と小さい場合でも、リスク比は 0.25、リスク比に基づくリスク減少は 75％となる。「リスク減少が 75％」と聞くと、大きな効果がある印象を受けるが、リスク差に基づくリスク減少は 3％と小さい。

　仮想例 2 のように、対照群の入院リスクは 20％と低く、新薬を投与してリスクが 5％となり、リスク差は 20％－5％＝15％程度の場合でも、リスク比は 0.25、リスク比に基づくリスク減少は 75％となる。「リスク減少が 75％」と聞くと、リスク差に基づくリスク減少 15％よりも効果が大きい印象を受ける。

　仮想例 3 の場合は、対照群の入院リスクは 100％と高く、新薬を投与してリスクが 25％となり、リスク差は 100％－25％＝75％となり、リスク比は 0.25、リスク比に基づくリスク減少は 75％となる。この 75％は、リスク差に基づくリスク減少の 75％と一致するので、仮想例 1 や仮想例 2 のように、実際以上に大きな効果がある印象を与えることにはならない。

　けっきょく、曝露要因と健康アウトカムの関連性の指標を示す際に、疾病頻度の「比」だけを報告すると、両者の関連が過大な印象を与えるので、注意が必要である。「比」だけではなく、「差」も合わせて報告することが望ましい。

　ちなみに、重症化因子がひとつ以上ある新型コロナウイルス感染症の外来患者に、抗体カクテル療法（カシリビマブ＋イムデビマブ、2400 mg）を行うと、

| | A 介入群 | | | B 対照群 | | |
	対象者	入院者	リスク*	対象者	入院者	リスク*
仮想例 1	100 人	1 人	1%	100 人	4 人	4%
仮想例 2	100 人	5 人	5%	100 人	20 人	20%
仮想例 3	100 人	25 人	25%	100 人	100 人	100%

図表 3-1　リスク比とリスク差の仮想例　　　　　*リスク＝入院の累積発生率。

プラセボ（偽薬）投与と比べて、重症化（入院または死亡）のリスクが71.3％低下することを報告した論文がある [1]。この論文で示されている入院率（入院リスク）は、抗体カクテル療法群が1.3％、プラセボ群が4.6％であり、リスク差は4.6－1.3 ＝ 3.3％、リスク比は1.3 ／ 4.6 ＝ 0.28、リスク比の低下は1－0.28 ＝ 0.72 ＝ 72％ ≒ 71.3％で、上記の仮想例1に近い。

　この論文について、入院リスク比の低下（71.3％）のみを強調して喧伝し、2群のリスクの絶対値（4.6％と1.3％）やリスク差（3.3％）に言及しなければ、治療効果について過大な印象を与える点でミスリーディングである。

　『ニュー・イングランド・ジャーナル・オブ・メディシン』のようなインパクトの高い医学専門誌に出版されるランダム化比較対照試験では、介入群と対照群の疾病頻度の「比」（リスク比など）だけではなく、介入群と対照群の疾病頻度そのものや、2群の疾病頻度の「差」（リスク差など）をあわせて報告することが、通例となっている。

C リスク比	D リスク比に基づく リスク減少	E リスク差に基づく リスク減少
介入群のリスク / 対照群のリスク	（1 − リスク比）× 100%	介入群のリスク − 対照群のリスク
0.25（1% / 4%）	75%［(1 − 0.25)× 100%］	3%（4% − 1%）
0.25（5% / 20%）	75%［(1 − 0.25)× 100%］	15%（20% − 5%）
0.25（25% / 100%）	75%［(1 − 0.25)× 100%］	75%（100% − 25%）

4 因果性の競合的解釈

　ある研究を行って、曝露要因と健康アウトカムの因果関係を評価する際には、研究結果におよぼす**「競合的解釈」**（alternative explanations）の影響を系統的に吟味するという形式で判断を行う。

　いまたとえば、50歳以上の女性4万人を、乳がんの早期発見のための乳房X線撮影（マンモグラフィ）を2年に1回行う集団（検診群）と、マンモグラフィを行わない集団（対照群）の2グループに分けたとする。ふたつの集団に対して10年間追跡調査を行ったところ、乳がん死亡率は、検診群では10万人年あたり30、対照群では10万人年あたり40と、検診群のほうが対照群よりも低く、関連性の指標である乳がん死亡率比は1より小さい0.75（10万人年あたり30／10万人年あたり40）という結果だったとする。

　以上の研究結果から、マンモグラフィ検診の実施という曝露要因と、乳がん死亡率という健康アウトカムの低下とのあいだに因果関係が存在する、つまり、マンモグラフィ検診の実施という曝露要因が「原因」となって、健康アウトカムである乳がん死亡率の低下という「結果」が生じたと、単純に結論することはできない。「マンモグラフィ検診は、乳がん死亡率を下げるのに、有効である」と、単純に解釈することはできないのである。

　というのも、研究結果を解釈する際には、**「因果性」**のほかに、**「偶然」「バイアス」「交絡」**という、3つの要因が影響する可能性があるので、これらの要因の影響を吟味する必要があるからである。因果性と、3つの要因とをあわせて、研究結果の競合的解釈と呼ぶ（**図表4-1**）。

　「競合的」のニュアンスについて補足する。「マンモグラフィ検診群のほうが対照群よりも乳がん死亡率が低い」というような研究結果を見たら、マングラフィ検診の実施が「原因」となって乳がん死亡率の低下という「結果」が生じ

偶然（chance）
バイアス（bias）
交絡（confounding）
因果性（causality）

図表 4-1　研究結果の競合的解釈

た、つまり因果性ありと、すぐに解釈したくなるところだ。けれども、この結果は偶然の影響として解釈できるのではないか、バイアスの影響でこのような結果になったのではないか、交絡の影響が大きいのではないかと、4つの解釈がおたがいに競い合う（競合する）、というイメージである。

　研究結果に偶然・バイアス・交絡が大きな影響をおよぼしていないことを論証してはじめて、因果性がもっとも有力な解釈であると結論することができる。マンモグラフィ検診の研究の例では、関連性の指標である死亡率比が 0.75 で 1 より低いという研究結果が、偶然・バイアス・交絡では十分説明できないことを論証してはじめて、「マンモグラフィの実施と乳がん死亡率の低下のあいだに因果性あり」（マンモグラフィ検診は乳がん死亡率を下げるのに有効）と解釈することができる。

　研究を行う研究者（生産者）の側では、研究結果に因果性以外の競合的解釈が影響することをあらかじめ見込んだうえで、その影響ができるだけ小さくなるよう、研究を設計し実施することが必要になる。いっぽう、研究論文を読んで活用する者（消費者）は、研究を行った研究者の解釈を鵜呑みにする必要はなく、自分自身で研究結果に対する競合的解釈の影響を批判的に吟味することが可能であるし、必要でもある。

仮説の「正当性」の「積極的」な論証？

　偶然・バイアス・交絡という「競合的解釈の否定を通した因果性の検証」という論証の形式について、説明を補足する。曝露要因と健康アウトカムの「因果関係を評価」することは、曝露要因と健康アウトカムの「因果性に関する仮説を検証する」ことと同じである。仮説を検証することは、疫学にかぎらず科学全般に共通する目的のひとつである。

　ところで、「仮説を検証」するという場合、仮説の「正当性」を「積極的」に論証することをイメージするのが一般的だろう。研究者の具体的な作業とし

ても、仮説の正当性を支持するようなデータを選択的に集めたり、データが仮説の正当性を支持していることを積極的に主張したりするような姿を思い浮かべるだろう。

しかし、因果性に対する競合的解釈の吟味を通して仮説を検証するという論証の形式は、上記のイメージと対照的である。偶然・バイアス・交絡を、因果性と競合する仮説として位置づける。つまり、偶然という仮説、バイアスという仮説、交絡という仮説を立て、これらの「仮説を検証」するのである。この場合、これらの仮説の「正当性」ではなく、これらの仮説が成り立たないという、いわば仮説の「不適合性」を検証することになる。研究者の具体的な作業としては、偶然・バイアス・交絡という仮説が成り立たないことをデータと論理で示すことを通じて、最後に残る仮説として因果性の解釈を暫定的に採用する。要するに、因果性の仮説の「正当性」を「積極的」に主張するのではなく、因果性以外の仮説の「不適合性」を検証したうえで、因果性の仮説を、最後の選択肢として「消極的」に採用するのである。

研究者の姿としては、仮説の正しさを主観的に確信して、仮説を支持するデータや論理を積み上げるというイメージが一般的だろう。しかしむしろ、研究そのものの姿としては、仮説の正しさはつねに暫定的なものであり、仮説に対抗するデータや論理によって批判されることを通して、よりよい仮説に置き換えられていく。こうしたイメージのほうが的を射ているといえるだろう。

▌「完全な研究」は存在しない

偶然・バイアス・交絡の概念と対処方法については、次章以下で説明する。

その前に強調しておくと、偶然・バイアス・交絡の影響をまったく受けず、因果性の解釈しか採用しえないような、いわば「完全な研究」は存在しない。すべての研究には、「きず」があるともいえる。たとえば、対象者の人数が大きいほど偶然の影響は小さくなるが、その影響をゼロにするためには対象者の人数を無限大にする必要がある。これは原理的に不可能である。

したがって、個別の研究を解釈する際には、偶然・バイアス・交絡の影響が「あるかないか」ではなく、「ある」ことを前提としたうえで、それらの影響に

よって曝露要因と健康アウトカムの関連性が実際以上に過大評価されているのか過小評価されているのか（影響の方向性）、また、その影響の大きさの程度（因果性の解釈をくつがえすほど致命的に大きいか、中等度の過大評価や過小評価をおよぼしているか、因果性の解釈にそれほど影響を与えないほどの小さなものか、など）を、論理的に推論することが重要である。「きず」の程度を、致命傷なのか、中等症なのか、かすり傷なのかを、区別することが重要ということだ。

さらに敷衍すると、「きず」の少ない研究とは、「よく測定されている」「よく比較されている」の2点を満たす研究である。「よく測定されている」研究は、情報バイアス（バイアスの章で後述）の影響が小さく、偶然の影響も小さい。「よく比較されている」研究は、選択バイアスや交絡の影響が小さく、偶然の影響も小さい。

偶然・バイアス・交絡の影響を小さくし、偶然や交絡の影響を定量的に評価するために、さまざまな手法が使われる。そのなかには統計的に高度に洗練された技法もある。とはいえ、これらの手法は、つまるところ「よく測定」し「よく比較」することを目標にしていることを、念頭においておくと理解しやすいだろう。

5 偶然

　偶然とは、測定値の「**ランダムな変動**」（random variation）によって、研究結果が影響を受けることをいう。測定値のランダムな変動のもっとも単純な例として、サイコロの目の事例がある。サイコロの目を振って1の目が出る確率は1/6である。いま、サイコロを60回振って1の目が出る頻度を調べる調査をくりかえすことを考える。このとき、1の目が出る頻度が60回中10回の場合もあるが、10回より少ない8回や6回になる場合も、10回より多い13回や15回になる場合もある。サイコロが正しく作られており、サイコロを振る手順を厳密に決めて調査を行っても、1の目が出る頻度がつねに10回になることはなく、10回を中心に、その周辺にばらつく結果になる。人為的に制御できないこの測定値のばらつきのことを、ランダムな変動という。

　疫学研究の仮想例で、測定値のランダムな変動がどのように影響するかを考える。いま、世界の50歳以上の女性の全員を対象に研究を行った場合、マンモグラフィ検診群の対照群に対する乳がん死亡率比は0.8であると想定する。

　つぎに、50歳以上の女性4万人を対象に、対照群に対する検診群の乳がん死亡率比を調べる調査をくりかえして行うことを考える。このとき、乳がん死亡率比が0.8となる場合もあるが、0.8より小さい0.6や0.5になる場合も、0.8より大きい0.9や1.2になる場合もある。研究の方法や手順を厳密に決めて調査を行っても、乳がん死亡率比がつねに0.8になることはなく、0.8を中心に、その周辺にばらつく結果になる。

　通常、ひとつの研究を行う場合には、その研究の対象者じたい（たとえば50歳以上の女性4万人）についての結果を知ることが最終目的ではなく、ひとつの研究の対象者が選び出されてきた、背後にあるより大きな集団（たとえば世界の50歳以上の女性）における結果を知ることが目的とされる。この背後にあ

るより大きな集団を、「**母集団**」（population）という。ひとつの研究の対象者は、この母集団から抽出された「**標本**」（sample）とみなされる。

　実際の疫学研究では、母集団における測定値は未知の状態にある。世界の50歳以上の女性（母集団）における、マンモグラフィ検診による乳がん死亡率比の値（上記の0.8）はわからない。そこで、たとえば4万人の50歳以上の女性（標本）を対象に研究を行い、乳がん死亡率比を算出する。この標本での調査の結果（既知の値）から、母集団の測定値（未知の値）を推測するという推論の形式が取られる。

　いっぱんに、規模の小さい調査（対象者が少ない、健康アウトカムが少ないなど）ほど偶然の影響を受けやすく、規模の大きな調査ほど影響を受けにくい。測定値に対する偶然の影響の大きさを定量的に評価する方法として、**統計的有意差検定**（statistical significance testing）や**統計的推定**（statistical estimation）がある。

統計的有意差検定と推定

　統計的有意差検定と統計的推定は、データ解析の段階で偶然の影響を定量的に評価するための方法である。

　統計的有意差検定は、つぎのような手順で行われる。

①特定の研究の対象者を、より大きな「母集団」（population）から抽出した「標本」（sample）として位置づける。

②「母集団」では曝露要因と健康アウトカムのあいだに関連性が存在しないという仮説を立てる。これを**帰無仮説**（null hypothesis）という。

③帰無仮説が正しいという想定のもとで、標本で算出した測定値（およびそれよりかけ離れた測定値）を観察する確率を、母集団における測定値の分布に関する統計モデルを仮定して計算する。これを帰無仮説に関する**確率値**（probability value）、または**P値**（P-value）と呼ぶ。P値は0－1（0％－100％）の範囲の値をとる連続量である。

④計算されたP値が、基準値（通常はP=0.05）より小さいとき、データに

は「**統計的有意差がある**」(statistically significant) という。計算された
P値が基準値以上のとき、データには「**統計的有意差がない**」(statistical-
ly not significant) という。

　統計的有意差がある場合は、母集団の帰無仮説を棄却する。つまり、帰無仮
説が正しいにもかかわらず、確率変動の影響によって、標本で算出した測定値
（およびそれよりかけ離れた測定値）を観察することはないと判断する。
　いっぽう、統計的有意差がない場合は、母集団の帰無仮説を棄却しない。つ
まり、帰無仮説が正しい状況でも、確率変動の影響によって、標本で算出した
測定値（およびそれよりかけ離れた測定値）を観察することはあると判断する。

統計的有意差検定の例

　いまたとえば、マンモグラフィ検診と乳がん死亡率との関連性を明らかにす
る目的で、宮城県の10町村に住む50歳以上の女性4万人を対象に調査を行っ
たと想定する。4万人を、2年に1回マンモグラフィを行う検診群2万人と、
マンモグラフィを行わない対照群2万人の2グループに分け、10年間追跡調
査したところ、10万人年あたりの乳がん死亡率は、検診群が30、対照群が40
で、この研究の関連性の指標である乳がん死亡率比は0.75（10万人年あたり
30 / 10万人年あたり40）だった。

　①**標本としての位置づけ**　この研究を通して明らかにしたいのは、研究対
　象者として選んだ特定の集団（宮城県の50歳以上の女性4万人）におけ
　るマンモグラフィ検診と乳がん死亡率の関連性ではなく、対象者の背後
　に想定される、より大きな集団（たとえば世界の50歳以上の女性）にお
　ける両者の関連性である。そこで、世界の50歳以上の女性という「母
　集団」に対する「標本」として、この研究の対象者4万人を位置づけ、
　この標本データの観察にもとづいて、母集団におけるマンモグラフィ検
　診と乳がん死亡率との関連性を推測することにする。
　②**帰無仮説の設定**　母集団でマンモグラフィ検診と乳がん死亡率とのあい

だに関連が存在しなければ（マンモグラフィ検診による乳がん死亡率の減少効果がなければ）、検診群と対照群の乳がん死亡率は等しく、乳がん死亡率比は1となる。したがってこの場合、関連性の指標は乳がん死亡率比であり、「乳がん死亡率比＝1」が帰無仮説となる。

③**P値の計算**　「乳がん死亡率比＝1」という帰無仮説のもとで、4万人の対象者で 0.75（およびたとえば 1.30 など）またはそれらより1からかけ離れた（0.63、1.45 など）乳がん死亡率比を観察する確率を計算したところ、P＝0.02 となった。

④**統計的有意差の判定**　計算された P 値（0.02）は基準値である 0.05 より小さいので、このデータは「統計的有意差がある」と判断し、母集団の帰無仮説を棄却する。つまり、「乳がん死亡率比＝1」という帰無仮説が正しいにもかかわらず、確率変動の影響によって、0.75（およびたとえば 1.30 など）またはそれらより1からかけ離れた（0.63、1.45 など）乳がん死亡率比を観察することはないと判断する。マンモグラフィ検診による乳がん死亡率の低下を示す 0.75 という乳がん死亡率比を観察したのは、データの確率変動の影響では説明できないと解釈する。

　いっぽう、計算された P 値が基準値である 0.05 以上であれば（P＝0.20 など）、このデータは「統計的有意差がない」と判断し、母集団の帰無仮説は棄却しない。つまり、帰無仮説が正しい状況でも、確率変動の影響によって、0.75（およびたとえば 1.30 など）またはそれらより1からかけ離れた（0.63、1.45 など）乳がん死亡率比を観察することもあると判断する。マンモグラフィ検診による乳がん死亡率の低下を示す 0.75 という乳がん死亡率比を観察したものの、データの確率変動の影響によってもこの結果は説明できると解釈する。

統計的推定

　統計的推定は、統計的有意差検定とならび、データ解析の段階で偶然の影響を定量的に評価する方法のひとつである。統計的推定には、**点推定**（point estimation）と**区間推定**（interval estimation）の2種類がある。

マンモグラフィ検診に関する上記の例で説明する。4万人というひとつの標本で観察された乳がん死亡率比の値（0.75）を、母集団におけるマンモグラフィ検診と乳がん死亡率との関連性についての**点推定値**（point estimate）という。ひとつの標本で観察されたひとつの既知の測定値（0.75）を、母集団における未知の測定値に対する、最善の推定値として位置づけるのである。

　いっぽう、点推定値に対する確率変動の影響を織り込んで示した、0.63－0.92のような範囲のことを**区間推定値**（interval estimate）という。もっとも一般的な区間推定値は**95％信頼区間**（confidence interval, CI）である。上の例で、乳がん死亡率比の点推定値が0.75、その95％信頼区間は0.63－0.92と推計されたとする。95％信頼区間の解釈について述べると、同規模の調査をくりかえした場合、乳がん死亡率比の点推定値はさまざまな値を取り、それぞれの点推定値に対応する95％信頼区間もさまざまな範囲を取る。かりに同規模の調査を100回くりかえした場合、そのうちの95回では、母集団における乳がん死亡率比の真の値が95％信頼区間の範囲に含まれると期待される。1回の調査で算出された95％信頼区間（たとえば上記の0.63－0.92）の範囲の中に、母集団における乳がん死亡率比の真の値が95％の確率で含まれるという意味ではない。

　統計的推定は、統計的有意差検定と同様に、母集団における測定値の分布に関する統計モデルを仮定して行われる。乳がん死亡率比の点推定値が0.75の場合でも、研究の規模が大きければ（対象者の人数や健康アウトカムの数などが多ければ）、95％信頼区間の幅は（たとえば0.68－0.83のように）狭くなる。いっぽう、研究の規模が小さければ、95％信頼区間の幅は（たとえば0.57－1.15のように）広くなる。いっぱんに、死亡率比などの関連性の指標にP=0.05の基準で統計的有意差がある時、その関連性の指標の95％信頼区間は1（帰無仮説に対応する数値）を含まないという関係がある。

統計的有意差検定の問題点

　疫学をはじめとする医学研究では、統計的有意差検定がきわめて広く行われている。しかし、その解釈にあたっては、以下のような問題点に留意する必要がある。

①統計的有意差検定は、研究結果に対する競合的解釈のうち、偶然の影響のみを評価するものであり、バイアスや交絡の影響を評価するものではない。そのため、バイアスや交絡の影響で結果が偏っているにもかかわらず、「統計的有意差」を示す場合もある。

②P値は0−1の範囲をとる連続量であるにもかかわらず、統計的有意差検定では、P=0.05という基準値を境に、統計的有意差の「あり」「なし」で2分割して、結果を単純化してしまう。しかも、P =0.05という基準値は、習慣的に使われているとはいえ、あくまで恣意的な基準であって、理論的に特別な意味はない。したがって、P=0.04の結果とP=0.06の結果に、本質的な差はないにもかかわらず、統計的有意差検定を行うと、一方は「統計的有意差あり」、他方は「統計的有意差なし」として、質的に異なるかのような評価になってしまう。

③P値の大小は、曝露要因と健康アウトカムとの関連の強さ（死亡率比などの関連性の指標が1から隔たる度合い）と、研究の規模（対象者の人数や健康アウトカムの数など）という、性質の異なるふたつの要因によって規定される。そのため、死亡率比が1からきわめて隔たっている（たとえば0.1や10.0）場合でも、研究の規模が小さければ「統計的有意差なし」という結果になる場合がある。反対に、死亡率比がきわめて1に近く（たとえば0.9や1.1）実質的な意義がない場合でも、研究の規模が大きければ「統計的有意差あり」という結果になることがある。

　以上のような問題点があるので、統計的有意差検定の結果を報告したり解釈したりする際には、十分慎重な配慮が必要である。こんにちの疫学論文では、単なる統計的有意差の有無ではなく、P値そのものを表示したり、95%信頼区間を表示したりする方が、より一般的である。また、研究結果を解釈する際には、偶然の影響だけではなく、バイアスや交絡の影響も重視して評価する傾向が強い。

『NEJM』のP値ガイドラインの改定

医学論文におけるP値のはんらんに対する対応の例をひとつ紹介する。2019年7月18日『ニュー・イングランド・ジャーナル・オブ・メディシン』(NEJM) 編集部は論説を公表し、同誌に掲載する論文に関する統計的事項の報告方法のガイドラインを改定した [2]。新しいガイドラインでは、たとえばランダム化比較対照試験の場合、**主要評価指標**（primary outcome）については、リスク比などの点推定値、95％信頼区間などの区間推定値、P値の3つを表示するが、**副次的評価指標**（secondary outcome）については、点推定値と区間推定値の報告のみを掲載し、P値は表示しないことを決めた。

研究者が研究を計画する段階で、もっとも重要だと考える主要評価指標だけではなく、副次的な評価指標を多数設定することがある。データを収集して解析を行ったところ、主要評価指標には統計的有意差がなく基本的に「ネガティブ」な結果だったが、いくつも設定した副次的な評価指標の一部にたまたま統計的有意差がある場合に、研究者がその部分を強調して「ポジティブ」な結果として報告する傾向も少なくない。こうした傾向を抑制し、あくまで事前に設定した主要な評価指標に対する解釈を優先するよう論文の著者と読者の双方に促すことが、ガイドライン変更の動機のひとつと考えられる。

「統計的有意差」の廃棄？

ただし、NEJMに掲載される論文を見ると、主要な評価指標だけではなく、副次的な評価指標についても、P値を示す状況は、いぜんとして続いている。それだけ論文を投稿する研究者や、論文を審査する外部の専門家のあいだに、P値が定着しており、編集部も改定したガイドラインを機械的に適用するまでには至っていないということだろう。

医学論文に限らず科学論文にひろく浸透し、誤用が蔓延しているP値については、さまざまな議論が行われている。一例として、世界を代表する疫学者であるカリフォルニア大学ロサンゼルス校教授のサンダー・グリーンランド

（Sander Greenland）をはじめ、800 人を超える研究者の連名の論説が 2019 年 3 月 20 日の『ネイチャー』（Nature）に公表された [3]。

　論説は、統計的有意差がないことを理由に関連性も存在しないことを主張する研究論文などを「見ることに、率直にいってうんざりしている」（"frankly sick of seeing"）と批判したうえで、P 値に基づいて判断する「統計的有意差」という概念そのものを廃棄することを提唱している。NEJM のガイドラインの変更も、じつはこうした議論に対する同誌の対応の一例である。

　P 値に基づく統計的有意差検定の結果は、こんにちの疫学論文でも報告され続けている。しかし、こうした世界的な動向を理解したうえで、統計的有意差の有無に強く依存して結果を解釈したり考察したりすることには、十分慎重になる必要があるだろう。

6 バイアス

　バイアスは、曝露要因と健康アウトカムとのあいだの関連性を実際以上に過大評価したり過小評価したりして、偏った研究結果が生じる現象をいう。**選択バイアス**（selection bias）と**情報バイアス**（information bias）に二分される。

　選択バイアスは、対象者の選択方法に問題があるために、曝露要因と健康アウトカムとの関連性について、偏った研究結果が生じる現象である。たとえば、職場の受動喫煙と、心筋梗塞などの冠動脈疾患との関連性を調べるために、受動喫煙対策を行っていない企業の勤労者集団を対象に冠動脈疾患の発生率を調べ、それを一般の人口集団の発生率と比較するような研究を考える。ところが、企業の勤労者は、一般の人口集団よりも、もともと健康度が高いために雇用されている傾向がある。そのため、受動喫煙対策を行っていない勤労者集団のほうが、健康度の低い患者なども含む一般の人口集団よりも、冠動脈疾患の発生率が見かけ上低いという結果になる可能性がある。これは、もともと健康度が高いために企業に雇用されている勤労者を、研究の対象者として選択したことで、職場の受動喫煙と冠動脈疾患との実際の関連性を偏って過小評価する選択バイアスの一例である。

　情報バイアスは、曝露要因、健康アウトカム、交絡要因に関する情報が偏って収集されるために、曝露要因と健康アウトカムの関連性を、実際以上に過大評価したり過小評価したりする研究結果が生じる現象である。たとえば、マンモグラフィ検診と乳がん死亡率との関連性を、検診群と対照群で比較する研究を考える。この際、研究期間中に死亡した者の死因の判定が、検診群と対照群で異なる状況が生じうる。たとえば、乳がんで入院した患者が、乳がんの手術後に肺炎を起こして死亡したとする。この患者の主要死因を判定する際に、検診群では「乳がん」ではなく「肺炎」と判定する一方、対照群では「肺炎」で

はなく「乳がん」と判定する可能性がある。この場合、検診群の乳がん死亡数は相対的に少なくなり、対照群の乳がん死亡数は相対的に多くなるため、マンモグラフィ検診の効果を過大評価する結果になる。これは、健康アウトカムである乳がん死亡という情報の収集方法に偏りがあるために、マンモグラフィ検診と乳がん死亡率との関連性を実際以上に過大評価する情報バイアスの一例である。

　因果性に関する競合的解釈のなかで、偶然や、つぎに述べる交絡の影響は、定量的に評価することが一定程度は可能である。これに対して、バイアスの影響を定量的に評価するのは実際的に不可能である。バイアスの方向性（曝露要因と健康アウトカムとの関連性を実際以上に過大評価しているのか過小評価しているのか）と、その影響の大きさの程度を、論理的に推論することのみが可能である。

7 交絡

　交絡はバイアスの一種で、曝露要因と健康アウトカムとの関連性が、両者と相関する第3の要因（交絡要因）の影響によって偏り、過大評価や過小評価が生ずる現象をいう。交絡要因は、曝露要因や健康アウトカムの双方に「交わり」「絡む」ことで、両者の真の関連を偏らせる、というニュアンスがある。

　たとえば、飲酒で肺がんリスクが上昇することは確立した知見ではないが[4]、飲酒者と非飲酒者で肺がん発生率を比べると、飲酒者の発生率のほうが高い結果になることが通常である。これは、飲酒者は非飲酒者よりも喫煙者の割合が多く（飲酒と喫煙の相関）、しかも喫煙は肺がんリスクを上昇させることが確立した要因のためである（喫煙による肺がんリスクの上昇）。この場合、飲酒という「曝露要因」と、肺がん発生率という「健康アウトカム」との関連性が、喫煙という「交絡要因」の影響で実際以上に過大評価されていることになる（**図表 7-1**）。

　交絡要因の影響は、対象者を選択する段階や、関連性の指標を算出するデータ解析の段階で統計的手法を用いることで、ある程度制御することができる。バイアスのなかでも、その影響の大きさをある程度定量的に評価できる点が、交絡とバイアス全般との相違点のひとつである。

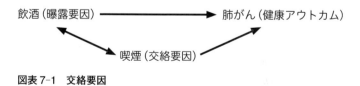

図表 7-1　交絡要因

交絡の制御方法

交絡要因を制御する方法の例として、下記がある。

①**ランダム化**（randomization, random allocation）
②**研究対象者の特性制限**（subject characteristics restriction）
③**マッチング**（matching）
④**傾向スコア**（propensity score）によるマッチングや重みづけ
⑤**層別化分析**（stratified analysis）
⑥**多変量解析による補正**（adjustment by multivariable analysis）

①から④は対象者を選択する段階で行われる方法であり、⑤と⑥は関連性の指標を算出するデータ解析の段階で行われる方法である。それぞれ簡単に説明する。

①**ランダム化**　対象者をふたつのグループに分けるときに、1人ずつサイコロを振って、偶数の目が出ればA群に割り付け、奇数の目が出ればB群に割り付けるように、偶然の影響のみを利用してグループ分けを行うことである。その結果として、交絡の可能性のある要因が、ふたつのグループで均等に分布していると想定することが可能になる。ランダム化は、後述するランダム化比較対照試験で採用される。交絡の影響を制御する最善の方法である。

②**研究対象者の特性制限**　対象者を選択する際に、交絡の可能性のある要因の分布を制限することである。たとえば**図表7-1**のような飲酒と肺がんの研究であれば、喫煙が交絡要因となる可能性が高いので、研究対象者を選択する際に喫煙者を除外し、非喫煙者のみに対象者を制限して、飲酒と肺がんとの関係を調査することができる。たとえばほかにも、人種・性別・年齢が交絡要因として想定されるのであれば、これらの要因について特定の条件を満たす者（40−59歳のアジア人の女性など）に制限して、研究対象者を選び出すこともできる。

つぎの③と④は、ランダム化を行わない研究（前向きコホート研究・後向きコホート研究・症例対照研究など）で、対象者を選択する際に用いられる方法である。

　③**マッチング**　たとえば、A群に属する対象者の1人が、60歳のアジア系の女性であるとする。年齢・民族・性別が交絡要因になる可能性があるのであれば、この1人に対応するB群の対象者を選択する際に、60歳前後のアジア系の女性というように、交絡の可能性のある特性をマッチさせた（そろえた）人を選び出す。

　④**傾向スコアによるマッチングや重みづけ**　仮想例として、日常診療ですでに広く使用されている、おなじ疾患に対するふたつの薬剤（たとえば血圧降下薬AとB）の有効性や安全性を比較するための研究を実施することを考える。薬剤Aの服用群（A群）と、薬剤Bの服用群（B群）では、性別・年齢・高血圧の重症度・合併症などの分布が異なるのが通常である。これらの交絡の可能性がある要因を使って、1人の対象者が、A群に分類される確率（傾向スコア）を計算する。すでにA群に所属している個人でも、計算された傾向スコアとしては、A群に分類される確率が高い場合も低い場合もある。

　そこで、対象者を選択する段階で、A群の1人と傾向スコアが同程度の個人を、B群の候補者から選んで選び出す。つまり、傾向スコアによって、A群の個人とB群の個人をマッチさせる。性別・年齢・高血圧の重症度などを個々にマッチさせるのではなく、ひとつのスコアに要約してマッチさせ、A群とB群のあいだで、交絡の可能性のある要因の分布をそろえるのである。

　傾向スコアは、マッチング以外の使い方もある。1人のデータを、傾向スコアの逆数によって重みづけを行い、2群の傾向スコアの分布をそろえる方法である。これを**傾向スコアの逆数による重みづけ**（inverse propensity of treatment weighting）という。具体例を、新型コロナウイルス感染症デルタ株に対するファイザー社とモデルナ社のmRNAワクチンの有効性を評価した前向きコホート研究の論文解説（応用編3）で紹介する。

つぎの⑤と⑥は、関連性の指標を算出するデータ解析の段階で用いられる方法である。

⑤**層別化分析**　以下のような手順で行う。
- ・交絡要因の有無や大小によって対象者を**サブグループ**（部分集団）に分ける。たとえば、性別が交絡要因となる可能性がある場合、男女を含む対象者全体を、男性のグループと女性のグループのふたつに分ける。
- ・サブグループごとに、リスク比などの関連性の指標を算出する。
- ・サブグループごとのリスク比を、サブグループの人数で加重平均して、対象者全体でひとつのリスク比を算出する。このための統計的手法として、マンテル・ヘンツェル（Mantel-Haenszel）**法**がある。

⑥**多変量解析による補正**　多変量解析では、曝露要因・交絡要因・健康アウトカムの三者の間に数学的仮定をおいた特定の統計モデルを採用し、交絡要因の水準が曝露要因の有無や大小によらず一定だと仮定した場合の、リスク比などの関連性の指標を推計する。

たとえば**図表 7-1** の飲酒と肺がんの研究で、飲酒群の喫煙率は 70％、非飲酒群の喫煙率は 30％というデータが得られたとする。この状態のままでデータ解析を行うと、飲酒群には喫煙者がより多く含まれているので、飲酒の影響を実際以上に過大評価する懸念がある。そこで、数学的仮定をおいた特定の統計モデルを採用し、かりに飲酒群と非飲酒群の喫煙率に差がなかった場合に、飲酒と肺がんの関連はどうなるかを推計するのである。

このための手法として、「**ロジスティック回帰分析**」（logistic regression analysis）や、「**コックスの比例ハザード回帰モデル**」（Cox proportional hazard regression model）などが用いられる。

「粗」（crude）と「補正」（adjustment）

層別化分析や多変量解析などのデータ解析によって、交絡の可能性のある要因を制御することがある。この場合、リスク比などの関連性の指標を推計する際に、これらの方法を用いて交絡要因の影響を制御することを、「**補正**」また

は、「調整」（adjustment）という。それに対して、交絡要因に対する補正を行う前の、たとえばリスク比を、「粗」（crude）のリスク比という。交絡要因の影響の大きさを評価するためのひとつの方法は、「粗」のリスク比と「補正」リスク比を両方算出し、前者に比べて後者がどの程度変化したかをみる方法がある。

　上記の飲酒と肺がんの研究の例で説明する。交絡要因である喫煙を考慮せず、単純に飲酒群（喫煙率 70％）と非飲酒群（喫煙率 30％）で肺がんとの関連を計算したところ、粗リスク比は 3.0 だったとする。

　つぎに、喫煙による交絡の影響を多変量解析で補正して、補正リスク比を推計したとする。ふたつの仮想例を考えてみよう。

①**補正リスク比は 1.3 だった**。この場合、喫煙の影響を補正する前と後で、リスク比は 3.0 から 1.3 と大きく変化している。喫煙の影響を補正した場合の、飲酒群の肺がんリスクは非飲酒群の 1.3 倍にとどまる。飲酒による肺がんリスク上昇は、かりに存在してもそれほど大きくない（1.3 倍）可能性があると解釈できるだろう。

②**補正リスクは 2.5 だった**。この場合、喫煙の影響を補正する前と後で、リスク比は 3.0 から 2.5 と小さくなっているが、それほど大きな変化はない。喫煙の影響を補正した場合でも、飲酒群の肺がんリスクは非飲酒群の 2.5 倍におよぶ。飲酒による肺がんリスク上昇は、それなりに大きい（2.5 倍）可能性があると解釈できるだろう。

交絡を完全に除去できるか

　交絡は、曝露要因と健康アウトカムとの関連性を実際以上に過大評価したり過小評価したりして偏った評価をする意味で、バイアスの一種である。しかし、バイアスの影響を定量的に評価するのが実際上は不可能であるのに対して、交絡要因の影響は、対象者を選択する段階や、関連性の指標を推計するデータ解析の段階で、ある程度定量的な評価が可能である点が異なっている。

　とはいえ、そのような評価を行うためには、あらかじめ交絡要因に関する情

報が収集されていなければならない。既知の交絡要因であってもデータが収集されていない場合や、未知の交絡要因でそもそも情報が存在しない場合は、②から⑥のような対応を行うことはできない。

　また、かりに交絡要因に関する情報が存在しても、その測定が確率変動やバイアスの影響を受けていれば、交絡要因の影響を完全に除去することはできない。さらに、④の傾向スコアや⑥の多変量解析を使用した場合、それらの前提となる数学的仮定や統計モデルの適切さが完全に保証されるとは限らない。

　交絡要因に対するさまざまな対処を行っても、さらに残存する可能性のある交絡を「**残余交絡**」（residual confounding）という。残余交絡の影響がまったくないと断言できる研究は、現実的には存在しない。ランダム化を行わない研究では、とりわけ残余交絡の影響を考慮する必要性が高い。

8 研究デザイン

　いまたとえば、「新型コロナウイルス感染症の発症に対するファイザー社mRNA ワクチンの有効性を評価する」というテーマで、研究を計画することを考えるとしよう。このとき、おなじひとつのテーマの研究であっても、研究者が採用できる研究方法はひとつだけではない。複数の研究方法が存在する。この複数の研究方法を、「**研究デザイン**」（study design）と呼ぶ。「デザイン」というと、洋服や自動車の見かけとしての「デザイン」を思い起こすが、この場合は「設計図」くらいの意味である。研究者は、複数の設計図のなかからひとつを選んで、研究を計画することになる。

　研究デザインには、いくつかの分類の仕方がある。そのひとつは、「**介入研**

	介入研究		
	ランダム化比較 対照試験	ランダム化を行わ ない比較対照試験	対照群を設定しな い臨床試験
① 対象者の選択	○	○	○
② ランダム化	○	×	×
③ 対照群または比較群	○	○	×
④ 介入	○	○	○
⑤ 追跡調査	○	○	○
⑥ 健康アウトカムの有無の確認	○	○	○
⑦ 健康アウトカムの頻度の算出	○	○	○
⑧ 関連性の指標の算出	○	○	×

図表 8-1　代表的な研究デザインと構成要素
*後向きコホート研究の追跡調査は、「過去」から「現在」に向かって行われる。その他の研究デザインの追跡調査は、「現在」から「未来」に向かって行われる。

究」（intervention study）と「**観察研究**」（observational study）の区別である。どちらも、曝露要因と健康アウトカムの因果関係を評価することを目的としている。曝露要因として「**介入**」（intervention）を行うのが介入研究で、介入を行わずに曝露要因を「**観察**」（observation）するのが観察研究である。

「介入」は、「当該の研究において、有効性や安全性を評価しようとしている治療法や予防法を、研究者が対象者に意図的に提供すること」を意味する。薬剤や外科手術などの治療法や、がん検診やワクチンなどの予防法を提供することを曝露要因として位置づけ、その有効性や安全性を評価する研究が、介入研究である。

観察研究では、介入を行わない。対象者の曝露要因を、研究者が「観察」する。観察といっても、対象者の毎日の行動を、研究者がつきまとって眺め続けるわけではない。観察のひとつの方法は、対象者の喫煙・飲酒・運動・食事などの日常の生活習慣に関する情報を、自己回答の質問票を使って収集することである。また、血圧値・身長・体重などを計測したり、血液や尿などの生体試料を採取して血糖値や尿蛋白などの生体指標（biomarker）を測定したり、心電図や頭部CTなどの検査を行って情報を得ることも、観察の一種である。こ

観察研究		
前向きコホート研究	後向きコホート研究	症例対照研究
◯	◯	◯
×	×	×
◯	◯	◯
×	×	×
◯	◯（後向き）*	×
◯	◯	◯
◯	◯	×
◯	◯	◯

れら各種の観察を通じて測定した曝露要因と、健康アウトカムとの因果関係を評価する。

　図表8-1 に、代表的な研究デザインと、それぞれの研究デザインで用いられる主要な8つの構成要素を示した。①から⑧までの構成要素は、研究デザインという「設計図」を組み立てる際の、「部品」に相当する。研究デザインによって、使われる部品と使われない部品がある。ぎゃくに言えば、使われる部品の違いによって、研究デザインの違いが生ずることになる。

　つぎの章からは、**図表**8-1 に示すそれぞれの研究デザインについて解説する。

9 ランダム化比較対照試験

ランダム化比較対照試験は、薬剤や手術などの治療法や、ワクチンやがん検診などの予防法の有効性や安全性を評価するために行われる。各種の研究デザインのなかではもっとも結果の妥当性（バイアスや交絡の影響を制御する能力）が高く、現代の臨床医学や予防医学におけるもっとも重要な研究デザインである。

曝露要因と健康アウトカムの因果関係を評価する疫学研究は、「介入研究」と「観察研究」の2種類に大別される。ランダム化比較対照試験は、介入研究の代表である。そこで以下では、まず「介入」と「介入研究」全般について説明し、つづいてランダム化比較対照試験について解説する。

介入

介入の原語は "intervention" である。この単語は、国際政治における「軍事介入」（military intervention）や「人道的介入」（humanitarian intervention）のような場面でも使われる。「干渉」とも訳されることがある。法律用語としては「調停」や「仲裁」を意味する。干渉、調停、仲裁などの用法からわかるように、対象に対して、第三者が、いわば「余計なお節介」を働きかけるというニュアンスがある。

疫学における介入は、「当該の研究において、有効性や安全性を評価しようとしている治療法や予防法を、研究者が対象者に意図的に提供すること」を意味する。研究の対象者に対して、第三者である研究者が、いわば「余計なお節介」として治療法や予防法を提供し、その有効性や安全性を評価する。

介入研究

図表 9-1 に、介入研究の研究デザインと、それらの構成要素を示す。介入研究には、つぎの 3 種類がある。

　A　**ランダム化比較対照試験**（randomized controlled trial）
　B　**ランダム化を行わない比較対照試験**（nonrandomized controlled trial）
　C　**対照群を設定しない臨床試験**（uncontrolled trial）

　3 つの研究デザインに共通しているのは、**図表 8-1** の構成要素の④「介入」を行うことである。その他の共通点は、①対象者を選択し、⑤介入を行った対象者に**追跡調査**を実施して、⑥健康アウトカムの発生の有無を確認したうえで、⑦健康アウトカムの頻度（発生率・累積発生率・致死率・生存率など）を算出することである。

　いっぽう、3 つの研究デザインの相違点は、②「ランダム化」の有無と、③「対照群」の設定の有無によって生じる。これらの相違は、A・B・C の研究デザインの英語名称にも反映されている。

　A のランダム化比較対照試験（randomized controlled trial）は、②「ランダム化」を行い（randomized）、③介入群と比べる「対照群」を設定して（controlled）、④「介入」の有効性と安全性を評価する**臨床試験**（trial）である。RCT と略記される。対照群は、**「コントロール・グループ」**（control group）ともいう。対照群を設定することを、英語では "controlled" と表記する。

　B のランダム化を行わない比較対照試験（nonrandomized controlled trial）は、②「ランダム化」を行わず（nonrandomized）、③ランダム化以外の方法で「対照群」を設定して（controlled）、④「介入」の有効性と安全性を評価する臨床試験（trial）である。

　C の対照群を設定しない臨床試験（uncontrolled trial）は、②「ランダム化」を行わず、③「対照群」の設定も行わず（uncontrolled）、単一の「介入群」のみを設定し、④「介入」の有効性と安全性を評価する臨床試験（trial）である。

3種類の介入研究を比較すると、曝露要因（介入）と健康アウトカムとの因果関係を評価する際の結果の妥当性は、Aのランダム化比較対照試験がBのランダム化を行わない比較対照試験よりも圧倒的に高く、Bのランダム化を行わない比較対照試験がCの対照群を設定しない臨床試験よりも圧倒的に高い。A・B・Cのあいだには、程度の差というより、質的な差が存在するともいえる。

ランダム化比較対照試験の調査の流れ

　ここまで、「介入」と、「介入研究」全般について説明した。つづいて、ランダム化比較対照試験について解説する。
　ランダム化比較対照試験は、**図表9-1** に示す研究デザインの8つの構成要素をすべて使った、フルスペックの研究デザインである。**図表9-2** に示すシェーマに沿って、調査の流れを説明する。
　①対象者の候補の中から、適格基準と除外基準を用いて、条件にあった「対象者の選択」を行う。
　②選び出された対象者を「ランダム化」して2群に分け、介入群と③「対照群」を設定する。介入群には、当該の研究で評価しようとしている④「介入」（治療法や予防法）を行う。いっぽうの対照群には、この研究で評価しようとしている介入は行わず、後述する**プラセボ**（偽薬）の投与や、通常の治療法や予防法を行う。

	ランダム化比較対照試験	ランダム化を行わない比較対照試験	対照群を設定しない臨床試験
① 対象者の選択	○	○	○
② ランダム化	○	×	×
③ 対照群または比較群	○	○	×
④ 介入	○	○	○
⑤ 追跡調査	○	○	○
⑥ 健康アウトカムの有無の確認	○	○	○
⑦ 健康アウトカムの頻度の算出	○	○	○
⑧ 関連性の指標の算出	○	○	×

図表9-1　介入研究の研究デザインと構成要素

つづいて介入群と対照群に対して⑤「追跡調査」を行い、⑥「健康アウトカムの有無」を確認する。「健康アウトカム」の具体例としては、疾患の発症、進行、疾患による死亡、死因を問わない死亡（全死因死亡）、生存、主観的症状の変化などがある。

　この結果に基づいて、介入群と対照群のそれぞれの⑦「健康アウトカムの頻度の算出」を行う（発生率・累積発生率・致死率・生存率など）。

　介入群のアウトカムの頻度と対照群のアウトカムの頻度のふたつを使い、⑧「関連性の指標の算出」を行う（発生率比・リスク比など）。この指標に基づき、治療法や予防法の有効性や安全性の評価についての解釈や判断を行う。別の表現をすると、算出された関連性の指標に基づき、曝露要因である介入と健康アウトカムとの因果関係を評価する。

　ランダム化比較対照試験の結果の妥当性が、他の介入研究や観察研究と比べてもっとも高いのは、ランダム化を行って対象者を介入群と対照群にグループ分けする点に最大の根拠がある。

　以下では、「対照群の設定」と「ランダム化」について説明する。つづいて、「プラセボ」と「盲検化」などについて解説する。さらに、倫理的な問題点について述べる。

対照群（control group）

　ランダム化比較対照試験では、対象者を、介入を行う介入群と、介入を行わない対照群の2群に分ける。そのうえで、介入群に対して提供する治療法や予防法の有効性や安全性を、対照群に対する措置（プラセボの投与や通常の治療法や予防法の提供など）の有効性や安全性と比較する。

　対照群を設定することは、一見自明に思えるかも知れない。けれども実際には、大きな意義がある。この点を説明しよう。

　たとえばいま、対照群を設定せず、ひとつの介入群だけで、新規の抗うつ薬の有効性や安全性を評価することを考える。うつ病患者100人からなる介入群に、新規の抗うつ薬を3か月間投与したところ、うつ症状の改善の累積発生率（改善率）は40％、不眠や悪心などの有害作用が生じた患者の累積発生率は

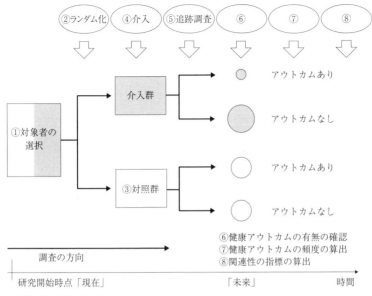

介入群

①対象者の
選択

③対照群

アウトカムあり

アウトカムなし

アウトカムあり

アウトカムなし

⑥健康アウトカムの有無の確認
⑦健康アウトカムの頻度の算出
⑧関連性の指標の算出

調査の方向

研究開始時点「現在」　　　　　　　　「未来」　　　時間

図表 9-2　ランダム化比較対照試験のシェーマ

20％という結果が出たとする。

　この研究デザインは、**図表 9-1** に示した「対照群を設定しない臨床試験」に相当する。新規の抗うつ薬を開発する初期の段階などで、このタイプの研究が行われる場合も、むろんある。

　ただしこの際、改善率が40％、有害作用の累積発生率が20％というデータだけで、この新規の抗うつ薬の有効性や安全性を十分に評価することはできない。40％の有効性がはたして高いのか低いのか、十分に判断できないということだ。十分に判断するためには、40％の有効性というデータが、なにと比べて高いか低いかを、相対的に評価することが重要になる。この相対的な比較の参考となるデータを得るために、対照群を設定することが必要になる。

　たとえばいま、200人のうつ病患者を、介入群100人と対照群100人の2群に分けるとする。介入群には新規の抗うつ薬を3か月投与し、対照群には従来の抗うつ薬を3か月投与する。その結果、うつ症状の改善率は介入群が40％、対照群が20％で、有害作用の累積発生率は介入群が30％で、対照群も30％と

いう結果が出たとする。

　この場合、介入群に投与した新規の抗うつ薬は、対照群に投与した従来の抗うつ薬よりも、改善率は高く（40％－20％＝＋20％）、有害作用の頻度には差がない（30％－30％＝0％）と解釈できる。つまり、介入を行わない対照群を設定し、相対的な比較を行うことではじめて、介入群に行った介入の有効性や安全性を、適切に評価することが可能になるのである。

　なお、ランダム化比較対照試験では、ひとつの対照群に対して、介入群をふたつ以上設定する場合もある。たとえば、従来の抗うつ薬を投与する対照群に対して、新規の抗うつ薬を少量投与する群と高量投与する群というふたつの介入群を設定することなどが考えられる。この場合、従来の抗うつ薬と比べて、新規の抗うつ薬の少量投与と高量投与のどちらが、有効性と安全性のバランスが優れているかを評価することになる。

ランダム化（randomization, random allocation）

　ランダム化は、**無作為割付**、**無作為化**とも呼ばれる。研究対象者を介入群と対照群にグループ分けするとき、偶然だけが影響する形で分ける措置のことである。具体的には、サイコロを振って偶数の目が出たら介入群、奇数の目が出たら対照群に分けるような措置である。

　ランダム化を行うと、対象者を介入群と対照群にグループ分けする際に、「研究者の恣意」や「対象者の希望」などの影響が排除される。

　「研究者の恣意」について説明する。たとえば、新しい薬剤を評価する研究を行う研究者は、新しい薬剤を、効果が出そうな患者に使いたいという誘惑にかられやすい。患者の病状が軽症で効果が期待できそうな患者には新薬を使う。いっぽう、病状が重症で効果が期待できなそうな患者には従来薬を使うといった操作を、意識的にも無意識的にもしかねない。また、研究に対して協力的で、決められた投与量を決められた日数きちんと服薬してくれそうな患者には新薬を使ういっぽう、研究に対する協力が不十分で、服薬量や日数を守れなさそうな患者には従来薬を使うという操作を、やはりしかねない。どちらの状況でも、従来薬と比べた場合の新薬の有効性を、実際以上に過大評価する懸念がある。

「対象者の希望」を考慮して介入群と対照群に分けるとどうなるか。たとえば抗うつ薬の新薬を介入群に投与し、従来薬を対照群に投与する場合を考える。新薬は、従来薬よりも、大きな有効性が期待される反面、有害作用などの安全性のリスクも高いかもしれない。あえて新薬を希望する患者は、新薬を希望せず従来薬を選ぶ患者よりも、もともと重症度が高い可能性がある。対象者の希望を考慮して、もともと重症の患者に新薬を投与し、もともと軽症の患者に従来薬を投与すれば、新薬の有効性を実際以上に過小評価する懸念がある。

　しかし、ランダム化を行い偶然の影響のみで対象者を介入群と対照群に分ければ、研究者の恣意や対象者の希望は排除され、介入群と対照群の特性を偏りなくそろえることが可能になる。この場合の「特性」には、性別、年齢、病気の重症度、研究への協力姿勢、合併症の有無などの既知の要因だけでなく、新薬への遺伝的反応性、有害作用の生じやすさなど、未知の要因もふくまれる。ランダム化によって分けられた介入群と対照群は、既知の要因も未知の要因も分布がそろっていると想定することができる。そのため、介入の有効性や安全性について、過大評価や過小評価をせず、偏りのない評価をすることが可能になる。

　表現を変えて、ランダム化の意義を引き続き説明する。

　疫学研究の主要な目的のひとつは、曝露要因（うつ病の新薬の投与など）と健康アウトカム（うつ症状の改善など）との因果関係を評価することである。たとえばいま、ランダム化ではなく患者の希望に基づいてグループ分けをする臨床試験を行うことを考える。この研究デザインは、**図表**9-1の「ランダム化を行わない比較対照試験」に該当する。この場合、うつ病の新薬の投与を希望する患者は「介入群」、うつ病の従来薬の投与を希望する患者は「対照群」にグループ分けすることになる。この研究を行ったところ、新薬のほうが従来薬よりも、うつ症状の改善率が高く、有害作用の発生率も低いという結果が出たと想定する。

　しかしこの場合、その研究結果が新規の薬剤と従来薬との差に起因するのか（因果性）、介入群と対照群のもともとの特性の差に起因するのか（交絡）、十分に区別することはできない。つまり、介入群に対して介入を提供し、対照群に対して介入を提供しなかったことが「原因」となって、2群の治療成績の差と

いう「結果」が生じたという、因果関係の判断をするうえで困難が生じる。

　介入群と対照群のもともとの特性の差（交絡）を統計的に補正する方法はいくつもある。とはいえ、補正の前提になる統計的仮定の正しさが、つねに保証されるわけではない。また、未知の要因や、既知の要因であっても情報が収集されていなければ、データが存在しないので統計的な補正も行えない。

　これに対してランダム化比較対照試験では、ランダム化により介入群と対照群にグループ分けすることにより、既知の特性も未知の特性も、2群のあいだで偏りなくそろって分布していると想定することができる。そのため、曝露要因（うつ病の新薬の投与など）と健康アウトカム（うつ症状の改善など）との因果関係を評価する際に、介入群と対照群のもともとの特性の差（交絡）ではなく、介入群に新薬を投与し、対照群に新薬を投与しなかったことが「原因」となって、2群の治療成績の差という「結果」が生じたという、因果関係の解釈を行うことが、より容易になる。

　ちなみに、**図表9-1**の「ランダム化を行わない比較対照試験」で、ランダム化以外の方法で対象者を介入群と対照群にグループ分けする方法は、いくつかある。ここで述べたのは、研究対象者の希望に基づくグループ分けである。他の例として、以下のような方法がある。

　　・臨床試験に参加する病院が複数ある場合、たとえばA病院の研究対象者を介入群、B病院の研究対象者を対照群に分ける。
　　・単一の病院の複数の病棟で臨床試験を行う場合、たとえばA病棟の研究対象者を介入群、B病棟の研究対象者を対照群に分ける。
　　・研究対象者を登録した時期により、たとえばA月の対象者を介入群、B月の対象者を対照群に分ける。また、たとえばA曜日の対象者を介入群、B曜日の対象者を対照群に分ける。

　これらのグループ分けの方法では、介入群として設定するA病院・A病棟・A月・A曜日に所属する研究対象者と、対照者として設定するB病院・B病棟・B月・B曜日に所属する研究対象者とのあいだで、もともとの特性（性別・年齢・重症度・研究への協力姿勢・交絡の可能性のある未知の要因など）に差

が生ずる懸念がある。そのため、これらの方法によるグループ分けは、ランダム化によるグループ分けと比べて、グループ間の研究対象者の特性の差をそろえる能力は劣っている。

▌プラセボ（placebo）

　プラセボは、ランダム化比較対照試験などで評価する薬剤と見かけ上はおなじ形をしているが、特別な薬効成分を含有していないものをいう。偽薬とも呼ばれる。評価対象の薬剤が赤い錠剤なら、これに対応するプラセボは、おなじ形の赤い錠剤が使われる。評価対象の薬剤が無色透明の注射液であれば、これに対応するプラセボは、無色透明の注射液が使われる。

　医療者が患者にプラセボを投与すると、症状の改善などの効果が生じる場合がある。この現象を**プラセボ効果**（placebo effect）という。特別な薬効成分を含有しなくても、医療者が患者の容態を気にかけ処方したことじたいが原因となり、効果が生じる。

　いっぽう、通常の薬剤には、固有の薬効成分が含まれている。この場合、医療者が患者に通常の薬剤を投与して生ずる効果は、固有の薬効成分だけに起因するわけではなく、プラセボ効果の分が上乗せされている。したがって、通常の薬剤の効果には、「固有の薬効成分に起因する効果」＋「プラセボ効果」という、ふたつの成分が加算されている。

　ランダム化比較対照試験では、介入群に対して新規の薬剤を投与するいっぽう、対照群に対してプラセボを投与する場合がある。介入群に新規の薬剤を投与すると、「固有の薬効成分に起因する効果」と「プラセボ効果」が加算された効果が生ずることが期待される。いっぽう対照群にプラセボを投与すると、「新規の薬剤に固有の薬効成分」による効果は生じず、「プラセボ効果」に起因する効果のみが生ずる。

　介入群に対する新規の薬剤の効果と（「固有の薬効成分に起因する効果」＋「プラセボ効果」）、対照群に対するプラセボの効果（「プラセボ効果」のみ）の差を比較することで、プラセボ効果を除外し、新規の薬剤に固有の薬効成分の効果の大きさを評価するのである。

盲検化（blinding）

　介入群に新規の薬剤などを投与し、対照群にプラセボを投与する際に、盲検化と呼ばれる措置が取られることがある。**「二重盲検」**（double blind）では、患者にも、患者の診療をする医療者にも、患者の所属が介入群なのか対照群なのかを知らせない。患者を介入群や対照群にグループ分けする作業を実施する、研究の中央事務局は、患者の所属が介入群か対照群なのかわかるようになっている。

　そのため、患者も医療者も、患者に投与しているのが新規の薬剤（＝介入群）なのかプラセボ（＝対照群）なのかわからない。患者は、自分の処方されている薬剤の内容について盲目状態（blind）で服用する。医療者も、患者の薬剤の内容について盲目状態で投与し、その有効性や安全性を評価する。**「単盲検」**（single blind）の場合、患者には、自分の所属が介入群なのか対照群なのかを知らせないが、患者の診療をする医療者には知らせる。

　盲検化が行われる理由について述べる。患者の診療にあたる医療者が、患者に処方しているのが新規の薬剤なのかプラセボなのかを知っていると、有効性や安全性を評価する際に判断の偏りが生ずる懸念がある。患者に処方しているのが新規の薬剤であれば、有効性を実際以上に過大に評価する傾向が、意識的であれ無意識的であれ生ずるだろう。逆に、患者に処方しているのがプラセボであれば、有効性を実際以上に過小評価する懸念がある。

　患者の立場ではどうなるか。自分が服薬しているのが新規の薬剤であることを知っていれば、有効性や有害作用（安全性）を、実際以上に過大評価する傾向が生じる場合もあれば、過小評価する傾向が生じる場合もある。いっぽう、自分が服薬しているのがプラセボであることを知っていれば、プラセボを服薬し続ける意義を感じずに、服薬を中止し、研究への参加を取りやめるかもしれない。

　医療者や患者のこうした予断を排除し、新規の薬剤とプラセボの有効性や安全性の比較を、過大評価や過小評価なしに行えるように、盲検化の措置が取られるのである。

ランダム化のバッドラック

ランダム化により対象者を介入群と対照群に分けた場合でも、バッドラック（不幸な偶然）としてのランダム化の失敗という問題が生じることがある。これは、サイコロを振って偶然の影響のみでグループ分けをするような措置を取ったにもかかわらず、結果として、介入群と対照群の特性がそろわない状態が生ずることである。たとえば、ランダム化により介入群と対照群にグループ分けを行ったにもかかわらず、2群のあいだで平均年齢や重症度の分布などがそろわない状態が、結果的に生ずる可能性がある。この場合、介入の有効性や安全性を評価する上で偏りが生まれる懸念がある。

ランダム化のバッドラックは、研究対象者の人数が少ない研究の方が、人数が多い研究よりも、生じる可能性が高い。たとえば、40人の対象者をランダムに介入群20人と対照群20人に分けた場合、結果的に介入群の平均年齢が対照群より4—5歳高くなるような状況は、それほど珍しくない。いっぽう、4,000人の対象者をランダムに介入群2,000人と対照群2,000人に分けた場合、介入群と対照群の平均年齢が4—5歳も異なるような状況は、ほとんど考えられない。

けっきょく、ランダム化により対象者を介入群と対照群に分ける措置を取ったというだけでは、介入群と対照群の特性がそろった2グループの形成という結果までも保証するものではない。「ランダム化の実施」イコール「介入群と対照群の特性に差なし」とは必ずしもいえないので、留保が必要である。ランダム化比較対照試験の論文には、介入群と対照群の特性（性別・年齢・重症度・合併症など）を比較した表が掲載されるのが通例である。論文の読者はこの表を見て、介入群と対照群の特性が偏りなくそろっているか、ランダム化のバッドラックが生じていないかを、自分で判断することが可能であるし、必要でもある。

なお、ランダム化のバッドラックの具体例を、応用編6で紹介している。

倫理的な問題

ランダム化比較対照試験では、研究の対象者の希望を考慮せずに、介入群と対照群とにグループ分けする。対照群には特異的な薬効のないプラセボを投与することがある。また、盲検化の措置を取る場合には、対象者が服用しているのが新規の薬剤なのかプラセボなのかを教えない。

これらの措置はいずれも、研究の科学的妥当性を高める目的で実施される。いわば、研究者の目線で取られる措置である。けれども、研究の対象者の目線で見れば、本来なら知りたい情報を知らされず、受けたい治療を受けられない場合も生ずることになる。

そのため、研究への参加を検討する人に対して、ランダム化・プラセボの使用・盲検化を含む研究計画を、事前に十分に説明し、同意を得ることが不可欠である。説明と同意のプロセスを十全に踏まえないと、倫理的な問題が生ずる懸念がある。

臨床的均衡状態——もうひとつの倫理的問題

ランダム化比較対照試験を計画し実施する際に、守るべき倫理的原則がもうひとつある。これは**「臨床的均衡状態」**または**「エクイポイズ」**（equipoise）と呼ばれる。治療法 A と治療法 B を比較する事例で説明する。

いま、治療法 A の有効性や安全性が、治療法 B よりも優れていることが、すでに科学的知見として確立しているとする。この場合は、患者の全員に治療法 A を提供すべきであり、治療法 A と治療法 B を比べるランダム化比較対照試験を計画することは、それじたいが倫理的に不適切である。治療法 A が治療法 B より優れていることが明らかな場合、ふたつの治療法には、「臨床的均衡状態」が成立していない。

つぎに、治療法 A と治療法 B のどちらが、有効性や安全性が優れているかについて、まだ科学的知見が確立していないとする。この場合、患者に治療法 A と治療法 B のどちらを提供するのが妥当かについて、「臨床的均衡状態」が

成立していることになる。この場合には、治療法Aと治療法Bを比べるランダム化比較対照試験を計画し実施することが、倫理的に適切である。

　治療法Aを開発した研究者や、治療法Aを支持する研究者の主観には、治療法Bより優れているという確信があるかも知れない。しかし、研究者の主観的確信を根拠にして、ランダム化比較対照試験のプロセスを省略し、治療法Aを日常診療で実施することは倫理的に不適切である。この場合は、治療法Aと治療法Bを比較するランダム化比較対照試験を行うことが、むしろ倫理的に適切な対応である。

まとめ

　ランダム化比較対照試験は、介入研究の代表であり、観察研究を含めた各種の研究デザインのなかでも、いっぱんにもっとも研究結果の妥当性が高い。結果の妥当性の高さを担保する最大の要因は、ランダム化によって介入群と対照群をグループ分けすることで、既知の要因と未知の要因の双方について、グループ間の特性がそろっていると想定することが可能な点にある。このため、曝露要因（予防法や治療法の介入）と健康アウトカム（発生率・致死率・症状の改善など）との因果関係を評価する際に、交絡やバイアスの影響を制御する能力が、他の研究デザインよりも高い。

　ランダム化比較対照試験には、ランダム化・プラセボの使用・盲検化など、倫理的に慎重な配慮が必要となる要素も多い。いっぽうで、ランダム化比較対照試験を行うことこそが、もっとも倫理的に適切な状況もまた、存在するのである。

10 前向きコホート研究

前向きコホート研究は、観察研究の研究デザインのひとつである。前向きコホート研究の英語表記は、prospective cohort study である。「前向き」（prospective）は、「現在」の時点で研究者が研究計画を立て、対象者の曝露要因（喫煙・飲酒など）の情報を収集したうえで、「将来」にむけて「前向き」に追跡調査を行い、健康アウトカム（がん・脳血管疾患など）の発生を確認するという意味である。

「**コホート**」（cohort）の原語は、500 人程度からなる古代ローマの歩兵隊の単位のことで、日本の軍事用語でいえば「小隊」などの呼称に相当する。10 コホートで 1 レギオン（歩兵軍団）を構成する。この原語から転じて、疫学では「追跡調査の対象となる、ひとまとまりの集団」というくらいのニュアンスで、コホートの語が使われる。

「研究」は study の訳語である。とくに問題にすべき点もないようにも思えるが、ランダム化比較対照試験の「試験」の原語である trial とは異なることに意味がある。前向きコホート研究は、ランダム化比較対照試験のような「臨床試験」（clinical trial）としての介入研究ではなく、観察「研究」（study）に相当するという含意である。

前向きコホート研究の構成要素

図表 10-1 に、代表的な研究デザインと、それぞれのおもな構成要素を示す。

ランダム化比較対照試験と、前向きコホート研究の構成要素を比べてみよう。

ランダム化比較対照試験は、つぎの 8 つの構成要素をすべて使った、フルスペックの研究デザインである。①「対象者の選択」、②対象者の「ランダム化」、

	ランダム化比較 対照試験	前向きコホート 研究	後向きコホート 研究	症例対照研究
① 対象者の選択	○	○	○	○
② ランダム化	○	×	×	×
③ 対照群または比較群	○	○	○	○
④ 介入	○	×	×	×
⑤ 追跡調査	○	○	○（後向き）*	×
⑥ 健康アウトカムの有無の確認	○	○	○	○
⑦ 健康アウトカムの頻度の算出	○	○	○	×
⑧ 関連性の指標の算出	○	○	○	○

図表 10-1　代表的な研究デザインと構成要素
*後向きコホート研究の追跡調査は、「過去」から「現在」に向かって行われる。その他の研究デザインの追跡調査は、「現在」から「未来」に向かって行われる。

③「対照群」の設定、④「介入」、⑤「追跡調査」、⑥「健康アウトカムの有無の確認」、⑦「健康アウトカムの頻度の算出」、⑧相対リスクなどの「関連性の指標の算出」。

これに対して、前向きコホート研究は、②対象者の「ランダム化」と、④「介入」を行わない。のこりの6つの構成要素を使う点は共通である。

前向きコホート研究の調査の流れ

前向きコホート研究の調査の流れを、**図表 10-2** に示して説明する。

①対象者の候補の中から、適格基準と除外基準を用いて、条件にあった「対象者の選択」を行う。

③「ランダム化」を行わずに、対象者を「曝露群」と「比較群」にグループ分けする。「曝露群」と「比較群」の双方に対して、「介入」は行わず、代わりに「観察」を行い、曝露要因の有無や大小を調査する。

ここから先は、前向きコホート研究もランダム化比較対照試験も、おなじ流れで調査を行う。以下の通りである。

⑤「追跡調査」を「曝露群」と「比較群」に対して行い、⑥「健康アウトカムの有無」を確認する。

⑦「曝露群」と「比較群」のそれぞれで、疾患の発生率や累積発生率（リス

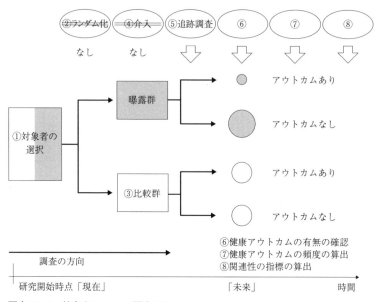

図表 10-2　前向きコホート研究のシェーマ

ク）などの「健康アウトカムの頻度の算出」を行う。

　⑧「曝露群」と「比較群」の２グループの健康アウトカムの頻度を使い、リスク比やリスク差などの「関連性の指標の算出」を行う。この関連性の指標に基づき、曝露要因と健康アウトカムの因果関係についての評価を行う。

観察による情報収集

　前向きコホート研究では、ランダム化比較対照試験のような「介入」を行わず、代わりに「観察」（observation）を行う。「観察」によって収集するもっとも重要な情報は、その研究で評価しようとしている「曝露要因」である。曝露要因のほかに、対象者の基本属性（性別・年齢など）や、交絡の可能性のある要因についても収集する。

　「観察」による情報収集の具体的な手段として、自己回答による質問票、身長や体重などの計測、血液や尿などの生体試料検査、電子カルテに保存された

患者の診療情報などが使われる。

　さまざまな因子が、曝露要因として調査される。例を挙げてみよう。

- ・体格的要因として、体重・身長・肥満度。
- ・検査値として、血圧・血清脂質・尿中ナトリウム排泄量。
- ・生活習慣として、喫煙・飲酒・身体活動・食生活。
- ・心理的要因として、ストレス・うつ症状・不安・性格・スピリチュアリティ・宗教的信仰。
- ・社会経済的要因として、職業・収入・学歴・婚姻状況。
- ・戦争・事故や災害に関連する要因として、原爆や原発事故で浴びた放射線・地震による自宅の損壊。

　曝露要因の有無や大小により、対象者をグループ分けする。「曝露群」と「比較群」の2群に分ける場合もあれば、「曝露群」を曝露の大小に応じてさらに複数のグループに分ける場合もある。たとえば、質問票の自己回答で調査した習慣的な1日の飲酒量についてグループ分けを行う場合、「飲酒群（曝露群）」と「非飲酒群（比較群）」の2グループに分ける場合もあれば、「多量飲酒群」「中等量飲酒群」「少量飲酒群」「非飲酒群（比較群）」のように4グループに分ける場合もある。

介入ではなく観察としての治療法や予防法

　前向きコホート研究などの観察研究の研究デザインを用いて評価する曝露要因としては、上に挙げた生活習慣などが典型的である。いっぽう、通常はランダム化比較対照試験などの介入研究で評価するような、薬剤や外科手術などの治療法や、がん検診やワクチンなどの予防法の有効性や安全性を、前向きコホート研究などの観察研究で評価することもある。

　これらの研究では、観察研究としての定義上、介入すなわち「当該の研究において、有効性や安全性を評価しようとしている治療法や予防法を、研究者が対象者に意図的に提供すること」は行わない。代わりに、研究ではなく日常診

療の一環として、ある薬剤を服用しているか、外科手術を受けたかについて、情報を収集する。あるいは、研究ではなく自治体などが日常の行政事業として行う、がん検診やワクチン接種を受けたかについて、情報を収集する。これらの情報を収集することは、介入ではなく観察に該当する。そのうえで、観察された治療法や予防法という曝露要因と、健康アウトカムの因果関係を評価する。

もうすこし敷衍すると、たとえば新型コロナウイルス感染症に対するファイザー社のmRNAワクチンの有効性と安全性を評価する際に、介入研究を行うことも、観察研究を行うことも可能である。介入研究の場合は、意図的な「介入」としてワクチン接種の機会を研究者が「提供する」かたちになる。いっぽう観察研究の場合は、日常診療や行政の集団接種の一環として実施されたワクチン接種を、対象者が「受けた」か否かを「観察」するかたちになる。

ワクチン接種というおなじ事象でも、ランダム化比較対照試験などの介入研究では「介入」による曝露（研究者がワクチン接種の機会を提供する）として位置づけられ、対象者は「介入群」と「対照群」に分類される。いっぽう、前向きコホート研究などの観察研究では「観察」による曝露（対象者がワクチン接種を受ける）として位置づけられ、対象者は「曝露群」（ワクチン接種群）と「比較群」（ワクチン未接種群）に分類される。**図表 10-3** に整理して比較する。

このように、治療法や予防法の有効性と安全性を評価する研究が、すべて介入研究に該当するわけではない。観察研究として評価することも可能である。この区別を明確にすることが重要である。

	研究デザインの例	ワクチン接種	ワクチン（曝露）の位置づけ	対象者のグループ分け
介入研究	ランダム化比較対照試験	当該研究のために、研究者が提供	介入	介入群（ワクチン投与群）と対照群（プラセボ投与群）
観察研究	前向きコホート研究	日常診療や予防対策の一環として、対象者が受ける	観察	曝露群（ワクチン接種群）と比較群（ワクチン未接種群）

図表 10-3　ワクチンの有効性に関する介入研究と観察研究の比較

前向きコホート研究の長所

　前向きコホート研究は、「ランダム化」と「介入」の代わりに、曝露要因を「観察」して、対象者をグループ分けする。それ以外の調査の流れは、基本的にランダム化比較対照試験とおなじである（**図表10-1**）。調査の時間的な推移に着目すると（**図表10-2**）、疾病の「原因」として想定する曝露要因をまず調査し、曝露の「結果」として想定する健康アウトカムの発生の有無を、その後の追跡調査により確認する。

　定義上、「原因」は「結果」に時間的に先行する。前向きコホート研究では、「原因」を先に調べ、「結果」を後に調べるという点で、両者が生ずる自然な時間的推移に即した情報収集が行われる。そのため、おなじ観察研究の中でも、「結果」としての健康アウトカムがすでに生じた後の時点から調査を開始する、後向きコホート研究や症例対照研究よりも、「原因」としての曝露要因と「結果」としての健康アウトカムとのあいだの時間的前後関係を評価しやすいという利点がある。

前向きコホート研究の短所

　前向きコホート研究では、ランダム化によるグループ分けをしない。対象者の自発的で日常的な行動などの有無や大小によってグループ分けをする。

　たとえばマンモグラフィ検診の受診（曝露要因）による乳がん死亡率（健康アウトカム）の減少効果を評価する前向きコホート研究であれば、対象者の自発的な意志により検診を受けるグループ（曝露群）と、受けないグループ（比較群）で、その後の乳がんの死亡率を比較することになる。

　この場合、自発的に検診を受けるグループは、受けないグループと比べて、他の生活習慣も健康的でもともと乳がんリスクが低いなど、グループ間の特性に差があり、検診の実際の効果を過大評価したり過小評価したりする交絡の懸念がある。

　検診を受けるグループ（曝露群）と受けないグループ（非曝露群）の特性の

違いの一部は、交絡要因として扱い、統計的な手法である程度制御することはできる。しかし交絡要因は完全に制御できるわけではなく、制御しきれない残余交絡が存在する可能性がつねにある。

▌まとめ

　前向きコホート研究は、代表的な観察研究の研究デザインである。介入研究の代表であるランダム化比較対照試験と比べると、前向きコホート研究は、「介入」を行わず「ランダム化」によって対象者のグループ分けを行わない点が異なっている。

　いっぽう、調査の時間的な推移をみると、ランダム化比較試験と共通する点が多い。具体的には、研究者が事前に研究計画を立て、研究対象者を選択し、「介入」の代わりに「観察」によって曝露要因を調査してグループ分けを行う。複数のグループ（「曝露群」と「比較群」など）に対して追跡調査を行い、健康アウトカムの発生の有無を確認したうえで、疾病頻度の指標と関連性の指標の算出を行う。

　このように、対象者の選択→曝露要因（原因）の調査→健康アウトカム（結果）の調査と、「原因」と「結果」が生じる自然な時間の流れに即して情報を収集する点が、ランダム化比較試験と共通している。そのため、各種の観察研究の研究デザインのなかでは、いっぱんに結果の妥当性がもっとも高いと考えられている。

　反面、「ランダム化」による対象者のグループ分けを行わないため、複数のグループ間の特性の差によって、曝露要因と健康アウトカムとの関連を過大評価したり過小評価したりする交絡が生じる可能性がある。交絡を制御するための統計的な手法は多数あるが、残余交絡の影響が残る可能性がつねにある。この点に留保が必要である。

11 後向きコホート研究

　後向きコホート研究は、観察研究の研究デザインのひとつである。後向きコホート研究の英語表記は、retrospective cohort study である。「後向き」（retrospective）は、「過去」にさかのぼって「後向き」に対象者を選択し、曝露要因や健康アウトカムの情報を収集するという意味である。「コホート研究」（cohort study）の意味は前向きコホート研究の場合とおなじで、ひとまとまりの集団（cohort）に追跡調査を行い、ランダム化比較対照試験のような臨床「試験」（trial）ではなく、観察「研究」（study）として、曝露要因と健康アウトカムとの関連性を評価することを意味する。

　図表 11-1 に示すように、後向きコホート研究の構成要素は、前向きコホート研究と同一である。ただし、⑤の追跡調査の方向性が異なる。前向きコホート研究では、「現在」から「未来」に向かって追跡調査が行われる。これに対して、後向きコホート研究では、基本的に「過去」から「現在」に向かって追跡調査が行われる。

　このため、後向きコホート研究の実際の調査の流れは、前向きコホート研究の調査の流れとはかなり異なっている。この点について説明するために、図表 11-2 に前向きコホート研究の調査の流れを再掲し、図表 11-3 に後向きコホート研究の調査の流れを示す。それぞれの図の下部に表示した、「調査の方向」と「研究開始時点」などの「時間」を比較してみよう。

追跡調査の方向性——前向きコホート研究との違い

　前向きコホート研究では、研究者が研究計画を立てる「現在」の時点では、対象者の選択や曝露要因の調査はまだ行われておらず、対象者に健康アウトカ

	ランダム化比較 対照試験	前向きコホート 研究	後向きコホート 研究	症例対照研究
① 対象者の選択	○	○	○	○
② ランダム化	○	×	×	×
③ 対照群または比較群	○	○	○	○
④ 介入	○	×	×	×
⑤ 追跡調査	○	○	○(後向き)*	×
⑥ 健康アウトカムの有無の確認	○	○	○	○
⑦ 健康アウトカムの頻度の算出	○	○	○	×
⑧ 関連性の指標の算出	○	○	○	○

図表 11-1　代表的な研究デザインと構成要素（図表 10-1 とおなじ）
*後向きコホート研究の追跡調査は、「過去」から「現在」に向かって行われる。その他の研究デザインの追跡調査は、「現在」から「未来」に向かって行われる。

ムも発生していない。研究者が研究計画を立て、これに基づいて曝露要因の調査を行い、曝露群と比較群のグループ分けを行う。さらに、「未来」にむけて追跡調査を行い、健康アウトカムの発生の有無を確認する。

　これに対して後向きコホート研究では、研究者が研究計画を立てる「現在」の時点で、すでに曝露や健康アウトカムが生じてしまっている。この時点で、研究者は事後的に研究計画を立てる。「過去」にさかのぼって「後向き」に対象者を同定・選択し、曝露要因の調査を行い、曝露群と比較群のグループ分けを行う。さらに、「現在」にむけて追跡調査を行い、健康アウトカムの発生の有無を確認する。追跡調査を「未来」にむかって延長し、健康アウトカムの発生の確認を「現在」までにとどまらず「未来」にむけて続ける場合もある。

後向きコホート研究の構成要素

　前向きコホート研究との追跡調査の方向性の違いを除けば、後向きコホート研究は前向きコホート研究とおなじ構成要素を用いて調査を行う（**図表 11-1**）。
　①対象者の候補の中から、適格基準と除外基準を用いて、条件にあった「対象者の選択」を行う。
　③「ランダム化」を行わずに、対象者を「曝露群」と「比較群」にグループ分けする。「曝露群」と「比較群」の双方に対して、「介入」は行わず、代わり

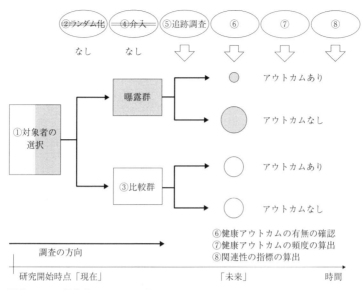

図表 11-2　前向きコホート研究のシェーマ（図表 10-2 と同じ）

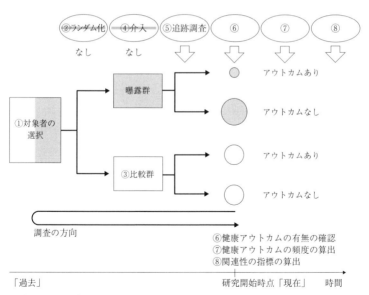

図表 11-3　後向きコホート研究のシェーマ

に「観察」を行う。

⑤「過去」から「現在」に向かって「追跡調査」を行い、⑥「健康アウトカムの有無」を確認する。

⑦「曝露群」と「比較群」のそれぞれで、疾患の発生率や累積発生率（リスク）などの「健康アウトカムの頻度の算出」を行う。

⑧「曝露群」と「比較群」の2グループの健康アウトカムの頻度を使い、リスク比やリスク差などの「関連性の指標の算出」を行う。この関連性の指標に基づき、曝露要因と健康アウトカムの因果関係についての評価を行う。

後向きコホート研究が必要・有用な状況

後向きコホート研究が必要・有用な状況は、大きく2種類ある。

第1は、戦争・災害・事故などの特殊な状況で生じた曝露要因の健康影響を調査する場合である。たとえば1945年8月に広島・長崎に投下された原爆は、広範な地域に放射線が拡散し、多数の被爆者が放射線に被曝した。被爆者の放射線被曝という曝露要因がおよぼす健康影響（がんの発症など）を、前向きコホート研究の手法で調査することはできない。すでに放射線被曝という曝露が生じてしまっている時点で、研究者は事後的に研究計画を立てることが必要になる。原爆投下時の「過去」にさかのぼって「後向き」に対象者（被爆者）を同定し、放射線被曝の状況（曝露要因）の調査を行い、曝露群（高曝露群と低曝露群など）と比較群のグループ分けを行う。さらに、研究を開始した「現在」にむけて追跡調査を行い、がんなどの健康アウトカムの発生の有無を確認する。追跡調査は「現在」までにとどまらず「未来」にむけて継続し、健康アウトカムの発生の確認を続ける。そのうえで、原爆被爆者の放射線被曝とがんの発症などの健康アウトカムとの関連性を評価する。

第2は、電子カルテなどの既存の情報を活用する場合である。よく整備された電子医療情報システムには、以下のような情報が長期間にわたり蓄積されている。

患者の基本属性（性別・誕生日・住所など）

生活習慣（喫煙・肥満度など）
　　診断名
　　薬剤などの治療法の処方歴
　　がん検診などの予防法の受診歴
　　健康アウトカム（各種の疾患の診断や死亡など）

　研究者が仮説を立て、電子医療情報システムを活用して研究を行うことを考える。たとえば、日常診療で広く使用されているふたつの血圧降下薬ＡとＢ（曝露要因）のどちらが、脳血管疾患（健康アウトカム）のリスクを下げる効果が大きいか、両者の相対的な有効性を評価するとしよう。

　この場合、電子医療情報システムのなかから、まずは血圧降下薬ＡまたはＢを服用している患者を選び出す。患者が薬剤の服用を開始した時期は、研究者にとっては「過去」に属する。つぎに、薬剤の服用後の期間に生じた、脳血管疾患の診断の有無を調べる。診断の有無は、研究者にとって「現在」にあたる時点まで調べることができる。つまり、「過去」から「現在」にむけて追跡調査を行っていることになる。さらに、患者の基本属性（性別や年齢など）や、交絡の可能性のある要因（ＡとＢ以外の薬剤の使用歴・脳血管疾患以外の病歴・喫煙や肥満度など）を調べる。これらの情報を用いて、薬剤Ａの服用群と薬剤Ｂの服用群のふたつのグループで、脳血管疾患の頻度（発生率など）を計算し、関連性の指標（発生率比など）を算出する。その際、交絡の可能性のある要因を、多変量解析などの方法で補正する。

　歴史的にみると、後向きコホート研究は、第１のような状況で行われることが多かった。イタリアの化学工場の爆発で周辺地域に散布されたダイオキシンの、地域住民への健康影響を調べる研究などは、その一例である。

　くわえて最近は、2の状況のような研究が多く行われるようになっている。大規模な電子医療情報システムを活用して、日常診療で行われている治療法（薬剤の服用など）や予防法（ワクチンの接種やがん検診の受診など）の有効性や安全性を評価する研究などである。

過去にさかのぼって情報を収集する際の問題

　後向きコホート研究には、過去にさかのぼって情報を収集することに起因する問題がある。

　たとえば、広島長崎の被爆者の原爆放射線とがんの発症との関連を調べた研究の場合を考える。原爆投下は 1945 年だが、被爆者の放射線被曝量の調査が行われたのは 1950 年以降だ。原爆投下時にどこにいたか（爆心地からの距離）、屋外か屋内か（放射線に対する遮蔽の程度）、「黒い雨」を浴びたかなどを、対象者に思い出してもらい、これらの情報をもとに放射線被曝線量を推計した。そのため、個人の放射線被曝線量の推計値には、過大評価や過小評価の可能性がある。また、食物・飲水・土壌などを経由した放射線の内部被曝が考慮されず、個人の被曝線量を全体的に過小評価している可能性も指摘されている。

　また、電子医療情報システムを活用して、日常診療の一環として服用している血圧降下薬の服用期間や服用量を、過去にさかのぼって調査することを考える。この場合に入手できるのは、当初から研究目的で記録された情報ではなく、あくまでも日常診療の一環として記録された情報なので、その精度は不十分な場合もある。

　たとえば、医師が処方した錠数や用量を、患者がじっさいにどの程度服用していたかに関する情報が、データベースに記録されていることは少ない。かりに記録されていたとしても、すべての患者におなじフォーマットで記録されているとは限らない。こうした情報は、精度が不十分、欠損値が多いなどの理由で、研究目的では使用できない場合も珍しくない。ちなみにランダム化比較対照試験では、処方した薬剤を患者がどの程度服用しているかを、患者に記録してもらう方法や、研究者が残薬を数えるなどの方法で調べることが、あらかじめ調査の一部として組み込まれていることが通例である。

　放射線被曝にせよ、血圧降下薬の服用にせよ、曝露要因に関する情報を過去にさかのぼって事後的に収集する場合には、実務的な困難がつきまとう。情報の精度が不十分で、欠損値が多ければ、情報バイアスや選択バイアスが生じる可能性がある。また、交絡の可能性のある要因に関する情報が存在しないか不

十分であれば、交絡が生じる可能性がある。その結果、曝露要因と健康アウトカムとの関連性を、実際以上に過大評価したり過小評価したりして偏った研究結果になる懸念がある。

内部比較と外部比較

　後向きコホート研究のもうひとつの特質として、曝露群と比較群を比較する際に、「内部比較」と「外部比較」のふたつの方法がある点について述べる。

　「**内部比較**」（internal comparison）は、前向きコホート研究と共通の比較法である。研究の対象者を、曝露要因の有無や大小により、曝露群と比較群にグループ分けする。そのうえで、ふたつのグループに追跡調査を行い、健康アウトカムの有無を確認して頻度（発生率など）を算出し、2グループの頻度を比較する。この場合、曝露群と比較群のどちらも、研究者が選択した研究対象者のなかに含まれている。研究対象者の「内部」で曝露群と比較群にグループ分けして、健康アウトカムの頻度を比較する。これを内部比較という。ちなみに、**図表 11-3** に示した後向きコホート研究のシェーマは、この内部比較を行う場合を念頭に描いたものである。

　「**外部比較**」（external comparison）は、前向きコホート研究とは異なる、後向きコホート研究に特有の比較法である。この方法では、研究者が選び出した研究対象者の全員を、「曝露群」と位置づける。曝露群に対して「過去」から「現在」に向けた追跡調査を行い、健康アウトカムの症例数（**実測値**、observed number of cases）を算出する。

　この際、比較群として設定するのは、曝露群と性別や年齢分布などをそろえた、一般の人口集団が通例である。この一般の人口集団を、曝露群と同じ時期と期間に追跡調査を行った場合に発生すると期待される健康アウトカムの症例数（**期待値**、expected number of cases）を推計する。つまり、研究者が選択した曝露群の「外部」に、一般の人口集団を比較群として想定し、ふたつのグループで健康アウトカムの症例数を比較する。これを外部比較という。

　つづいて、研究者が選び出した対象者（曝露群）の健康アウトカムの実測値と、性別や年齢分布などがおなじ一般の人口集団（比較群）から生ずる健康ア

ウトカムの期待値との比を計算する。これを **O/E 比**（observed to expected ratio）という。

$$\text{O/E 比} = \frac{\text{研究対象者で実測された健康アウトカムの数}}{\substack{\text{研究対象者と性別・年齢分布等をそろえた一般の人口集団から} \\ \text{期待される健康アウトカムの数}}}$$

O/E 比は、リスク比などとおなじ、曝露要因と健康アウトカムとの関連性の指標の一つである。もしも O/E 比が 1 よりも高ければ、曝露群の健康アウトカムのリスクは、比較群である一般の人口集団のリスクより高いと解釈する。反対に、もしも O/E 比が 1 未満であれば、曝露群の健康アウトカムのリスクは、比較群である一般の人口集団のリスクより低いと解釈する。

内部比較と外部比較を、原爆被爆者の研究の事例で考える。内部比較の場合、対象者一人ひとりの放射線被曝線量を推計し、その大小によってグループ分けし、がんの発生率などの健康アウトカムの頻度を算出し、その頻度をグループ間で比較して発生率比などの関連性の指標を計算する。

いっぽう外部比較の場合、研究の対象者として登録された被爆者全体を、原爆放射線に被曝したひとつの「曝露群」として設定し、がんの発生数などの実測値を計算する。つぎに、この「曝露群」と性別や年齢分布がそろった一般の人口集団を「比較群」として設定し、がんの発生数の期待値を推計する。この際、「比較群」として設定した一般の人口集団は、原爆による放射線被曝を受けていない「非曝露群」として位置づけられる。「曝露群」の「実測値」と、「比較群」（「非曝露群」）の「期待値」に基づき O/E 比を算出することで、原爆放射線に被曝した被爆者全体のがん発症リスクが、性別や年齢分布がおなじで原爆放射線に被曝していない一般の人口集団のリスクより、どの程度高いかを評価する。

まとめ

後向きコホート研究は、観察研究の研究デザインのひとつである。観察研究

の代表である前向きコホート研究とおなじ構成要素を用いている。具体的には、研究対象者を選択し、「介入」の代わりに「観察」によって曝露要因を調査する。曝露群と比較群（内部比較の場合）に対して追跡調査を行い、健康アウトカムの発生の有無を確認したうえで、疾病頻度の指標と関連性の指標の算出を行う。

いっぽう、調査の時間的な流れは、前向きコホート研究と大きく異なる。具体的には、研究者が研究計画を立てるのは、すでに曝露や健康アウトカムが生じてしまった後の時点であり、過去にさかのぼって対象者を選択して曝露要因を調査し、「過去」から「現在」に向けて追跡調査を行うことで健康アウトカムの有無を確認する。

このため、前向きコホート研究の問題点（残余交絡など）にくわえて、過去にさかのぼって対象者を選択し情報を収集することに起因する偏り（選択バイアスや情報バイアスなど）が影響する可能性について、つねに留保する必要がある。

12 症例対照研究

　症例対照研究は、観察研究の研究デザインのひとつである。症例対照研究の英語表記は、case-control study である。**「症例」**（case）は、健康アウトカムが発生した者を、「症例」として研究の対象者に選択するという意味である。**「対照」**（control）は、健康アウトカムが発生していない者を、「対照」として研究の対象者に選択するという意味である。「研究」（study）は、ランダム化比較対照試験などの臨床「試験」（trial）のような介入研究ではなく、観察「研究」（study）として、曝露要因と健康アウトカムとの関連性を評価することを意味する。

　ちなみに、「コントロール」（control）には、ふたつの異なる意味がある。ランダム化比較試験などの介入研究では、介入を行わないグループを「対照群」（control group）と呼ぶ。介入という「曝露要因のない対象者」を、「コントロール」グループと呼んでいる。いっぽう、症例対照研究では、「健康アウトカムのない対象者」を、「対照」すなわち「コントロール」と呼ぶ。おなじ「コントロール」という場合でも、介入研究では介入という「曝露要因のない対象者」を意味し、症例対照研究では「健康アウトカムのない対象者」を意味する。この違いに、注意が必要である。

　図表 12-1 に示すように、症例対照研究の構成要素を、前向きコホート研究と比べると、②の「ランダム化」と④「介入」を行わない点は共通している。いっぽう、前向きコホート研究と比べると、⑤の「追跡調査」を行わない点と、⑦の「健康アウトカムの頻度の算出」（発生率や累積発生率など）を行わない点は異なっている。

　このため、症例対照研究は、前向きコホート研究や後向きコホート研究と比べて、一見するとかなり異なる研究デザインに思える。しかし、研究対象者

	ランダム化比較 対照試験	前向きコホート 研究	後向きコホート 研究	症例対照研究
① 対象者の選択	○	○	○	○
② ランダム化	○	×	×	×
③ 対照群または比較群	○	○	○	○
④ 介入	○	×	×	×
⑤ 追跡調査	○	○	○（後向き）*	×
⑥ 健康アウトカムの有無の確認	○	○	○	○
⑦ 健康アウトカムの頻度の算出	○	○	○	×
⑧ 関連性の指標の算出	○	○	○	○

図表 12-1　代表的な研究デザインと構成要素（図表 10-1 とおなじ）
*後向きコホート研究の追跡調査は、「過去」から「現在」に向かって行われる。その他の研究デザインの追跡調査は、「現在」から「未来」に向かって行われる。

（「症例」と「対照」）を選択し、曝露要因の有無を調べることを通して、最終的にオッズ比などの関連性の指標を算出する点で、基本的なロジックは、前向きコホート研究とおなじである。

　とはいえ、症例対照研究の調査の時間的な推移は、前向きコホート研究の調査の時間的な推移とはかなり異なっている。この点について説明するために、**図表 12-2** に前向きコホート研究の調査の流れを再掲し、**図表 12-3** に症例対照研究の調査の流れを示す。それぞれの図の下部に表示した、「調査の方向」と「研究開始時点」などの「時間」の流れの違いを意識しながら、症例対照研究の概略を見てみよう。

症例対照研究の構成要素と調査の流れ

　図表 12-1 と **図表 12-3** を見ながら、症例対照研究の構成要素と調査の流れを説明する。

　研究者が症例対照研究の研究計画を立てるのは、対象者の候補となる集団で、すでに曝露が生じ、健康アウトカムの発生の有無が明らかになっている時点である。この時点が、研究者にとっての「現在」となる。そのため、曝露要因の有無や、健康アウトカムの発生の有無は、研究者にとって、すでに生じた「過去」の事象になる。

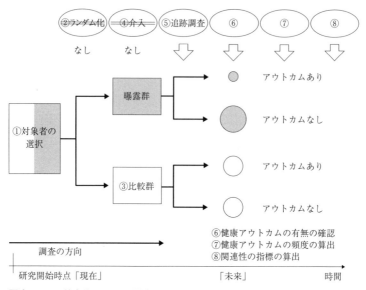

図表 12-2　前向きコホート研究のシェーマ（図表 10-2 と同じ）

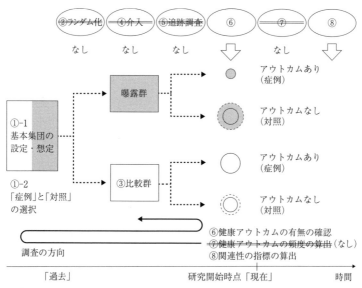

図表 12-3　症例対照研究のシェーマ

①-1 において、研究者は「症例」と「対照」を選び出すための**「基本集団」**（source population）を設定または想定する。この「基本集団」は、全員に対して情報収集やデータ解析などを行うわけではないので、当該の研究の直接の対象者とはならない。

　①-2 では、「症例」と「対照」を選択する。「基本集団」に所属する者のなかから、当該の研究で評価しようとしている「健康アウトカム」（たとえば胃がんなど）が生じた者を「症例」として選択し、この「健康アウトカム」が生じていない者を「対照」として選択する。ここで選択した「症例」と「対照」が、データ解析などを行う当該の研究の直接の対象者となる。

　②「ランダム化」は行わない。

　③「症例」については、「健康アウトカム」が生じる前の時期の、曝露要因の有無や大小を、過去にさかのぼって調査する。「対照」については、「症例」とおなじ時期の、曝露要因の有無や大小を、過去にさかのぼって調査する。この調査に基づき、「症例」と「対照」の双方について、過去に曝露要因があった者（曝露群）となかった者（比較群・非曝露群）の人数や割合を算出し比較する。

　④「介入」は行わない。

　⑤健康アウトカムの発生の有無に関する「追跡調査」は行わない。研究者が研究計画を立てた時点で、すでに健康アウトカムは生じており、「症例」と「対照」が選択されているからである。

　⑥「健康アウトカムの有無の確認」は行う。具体的には、研究者が研究計画を立てた時点で、すでに健康アウトカムの生じている者と生じていない者がいる。前者を「症例」、後者を「対照」として、データ解析などを行う直接の研究対象者に選択する。

　⑦「健康アウトカムの頻度の算出」は行わない。健康アウトカムの頻度を算出するためには、「分母」と「分子」の双方の情報が必要である。症例対照研究の場合、分母に相当する「基本集団」の人数と、「基本集団」から生ずる「曝露群」と「比較群」の人数は、わからないことが多い。また、⑤の追跡調査を行わないため、曝露群や比較群の観察人年も、わからないことが多い。頻度の「分子」に相当する、健康アウトカムが生じた「症例」の人数と、健康ア

ウトカムが生じていない「対照」の人数が、わかるのみである。「分母」がわからず「分子」の人数がわかるだけなので、健康アウトカムの頻度は算出しない。

⑧「関連性の指標の算出」として、オッズ比を計算する。

基本集団の設定・想定

研究対象の健康アウトカムが胃がんであれば、「症例」は、調査期間中に新規に発症した胃がん症例（**罹患例**）を選択する。調査期間の前にすでに発症していた胃がん症例（**有病例**）は除外するのが通常である。

「対照」は、「症例」とおなじ「基本集団」に所属する者で、調査期間中に胃がんを発症していない者の中から選択する。胃がん以外の疾患を有していても差し支えない。大きな疾患をまったく有しない、健康人である必要はない。研究対象の健康アウトカム（胃がん）と、曝露要因（たとえばピロリ菌の感染）との因果関係を評価することが研究を行う目的だからである。

「症例」と「対照」を選び出す基盤となる「基本集団」には、おもに3種類ある。

①個人を同定することが可能（氏名・性別・年齢・住所などの情報が存在する）で、交絡の可能性のある要因（喫煙・飲酒など）などについての情報もすでに収集されている基本集団。
②個人を同定することは可能（氏名・性別・年齢・住所などの情報が存在する）であるが、交絡の可能性のある要因などについての情報は収集されていない基本集団。
③個人を同定することが不可能な基本集団（氏名・性別・年齢・住所などの情報が存在しない）。

それぞれの「基本集団」で、症例対照研究を行う状況を説明しよう。

基本集団①

　この基本集団①は、個人を同定することが可能（氏名・性別・年齢・住所など
の情報が存在する）で、交絡の可能性のある要因（喫煙・飲酒など）などについ
ての情報もすでに収集されている基本集団である。この典型例は、すでに進行
中の前向きコホート研究の、研究開始時点（ベースライン）で登録された対象
者の集団である。前向きコホート研究の対象者として個人を同定することが可
能で、交絡の可能性のある要因の情報も、ベースライン時の質問票調査などで
収集されている。対象者のなかから、健康アウトカムがすでに生じている者を
「症例」として選び出し、まだ生じていない者の一部を「対照」として選び出
す。

　この際、「症例」は、ベースライン時点以降の追跡調査で健康アウトカムの
発生が確認されたすべての症例を選び出すことが多い。「対照」は、「症例」以
外の集団のなかから、「症例」と基本属性（性別・年齢・居住地など）をマッチ
させた者を、「症例」1人について1～5人程度選び出すことが多い。

　進行中の前向きコホート研究のベースライン時の対象者を「基本集団」とし
て、そこから「症例」と「対照」を選び出す研究を、とくに**「コホート内症例
対照研究」**（nested case-control study）と呼ぶ。"nested"は、「入れ子になった」
という意味なので、前向きコホート研究の内部で入れ子になった状態で行われ
る症例対照研究ということになる。

　コホート内症例対照研究を行うことが有用なのは、曝露要因に関する情報を、
前向きコホート研究のベースライン時点の対象者の全員に対して収集すること
が非効率な場合である。

　仮想例として、血清抗体の測定によって判定するピロリ菌の感染の有無（曝
露要因）と、胃がんの罹患（健康アウトカム）との関連性を評価することを考え
てみよう。前向きコホート研究のベースライン時の登録者は50,000人、10年
間の追跡調査を行い、300例の胃がん発症を確認したとする。ベースライン時
に採血を行って血清を凍結保存し、さらに質問票で喫煙などの交絡の可能性の
ある要因の情報も収集したとしよう。

通常の前向きコホート研究としてデータ解析を行うとすれば、50,000人全員の保存血清を解凍してピロリ菌抗体を測定し、感染群（曝露群）と非感染群（比較群）にグループ分けする。そのうえで、感染群と非感染群の胃がん発生率を算出して比較し、発生率比などの関連性の指標を計算することになる。この場合、ベースライン時点の登録者50,000人の全員の保存血清を使用してピロリ菌抗体の有無を測定することが必要になるが、それには大きな手間と費用がかかる。

　ここで、おなじ仮説を評価するためにコホート内症例対照研究を行うことを考える。この際、胃がんを発症した300例すべてを「症例」として選び出し、それぞれの症例と性別・年齢・居住地などをマッチさせた胃がん未発症の「対照」を、「症例」1人につき4例、合計で300×4＝1,200例、選び出すとする。この場合、保存血清を解凍してピロリ菌抗体を測定する必要があるのは、「症例」300例と「対照」1,200例をあわせた1,500例となる。曝露要因（血清抗体の測定で判定するピロリ菌感染の有無）に関する情報を収集するのに、前向きコホート研究として50,000人分の血清を測定するのと比べて、はるかに少人数の測定で済むので、手間も費用も小さい。この1,500例は、ベースラインの時点で質問票調査を行っているので、喫煙などの交絡の可能性のある要因に関する情報もすでに存在する。したがって、前向きコホート研究よりもはるかに効率的に、おなじ仮説を評価することが可能となる。

　コホート内症例対照研究は、「基本集団」と「症例」や「対照」との関係がもっとも明確に定義された症例対照研究である。コホート内症例対照研究の結果の妥当性は、解析データの人数が小さくなり偶然の影響が大きくなる点を除けば（上記の例では50,000人から1,500人に減少）、前向きコホート研究の妥当性と同等である。

　「基本集団」を設定・想定する第2と第3の方法を以下で説明するが、これらの方法を用いる際には、コホート内症例対照研究における「基本集団」と「症例」「対照」との関係をモデルとして、できる限りそれに近づける努力が必要である。

基本集団②

　基本集団②は、個人を同定することは可能（氏名・性別・年齢・住所などの情報が存在する）であるが、交絡の可能性のある要因などについての情報は収集されていない。この例としては、「2010年1月1日時点で、宮城県の10市町村の住民基本台帳に登録されていた、40-69歳の女性52,361人の集団」などが考えられる。この基本集団を用いて行う症例対照研究の仮想例は、次のようになる。基本集団に所属する女性の中から、10年後の2019年12月31日までの期間に、あらたに乳がんと診断された全例300例を「症例」として選び出す。「症例」と年齢と居住市町村をマッチさせた「対照」を、「症例」1人あたり3人ずつ、合計900例を選び出す。「症例」300例と「対照」900例をあわせた合計1,200例に対して、研究の趣旨について説明して同意を得たうえで、質問票調査を行い、曝露要因（たとえば習慣的な1日あたりの飲酒量）や、交絡の可能性のある要因（初潮年齢・出産児数など）について情報を収集する。この際、曝露要因と交絡要因については、「症例」が乳がんと診断される前の「過去」の状況を調べる必要がある。「結果」（乳がんの罹患）よりも時間的に先行していた「原因」（曝露要因）についての情報を得る必要があるからである。質問票の具体的なたずね方として、「症例」には、「あなたがいまの病気（乳がん）と診断される5年前の、平均的な生活のようすを思い出して回答してください」などと質問する。「対照」には、対応する「症例」と同時期の平均的な生活を思い出して回答してもらう。本人に対する質問票調査にくわえて、「症例」の診療（手術など）を行った病院に協力を依頼し、乳がんの臨床情報（組織型やホルモン受容体の有無など）を収集する。

　以上の手順で、「基本集団」から生じた乳がん「症例」と「対照」を選択し、評価したい曝露要因や交絡の可能性のある要因を質問票による自己回答で収集し、乳がんの臨床情報についても収集する。これらの情報をもとに、曝露要因（飲酒の有無や飲酒量の大小）と乳がん発症リスクとの関連を調査する。

基本集団の再構成の困難

　こうした研究では、「基本集団」と「症例」と「対照」の関係は、すくなくとも理論的には明確である。とはいえ実務的には、いくつかの困難がある。

　第1は、上記の例では、2010年1月1日から2019年12月31日の期間に宮城県の10市町村40—69歳の女性の中からあらたに発症した乳がんを、「症例」として選び出す。この際、研究者がこの症例対照研究の研究計画を立案するのは、2020年1月1日以降の時点となる。この時点で、過去にさかのぼった2010年1月1日時点の住民基本台帳に登録されていた40—69歳の女性の全員のリストを入手することは容易ではない。研究地域の10市町村の協力が得られたとしても、2010年1月1日から2019年12月31日の期間に転出・死亡・転入した者は住民基本台帳から削除されたり追加されたりしている。そのため、2020年1月1日時点の住民基本台帳に登録されている50—79歳の女性のリストと、それより10年前の2010年1月1日の時点の住民基本台帳に登録されていた40—69歳の女性のリストは、一致しない。そこで、この10年間の転出・死亡・転入による削除と追加を考慮して、2010年1月1日の時点で住民基本台帳に登録されていたはずの40—69歳の女性のリストを、復元することが必要になる。つまり、「基本集団」を過去にさかのぼって復元し再構成することが必要になる。これは実際には困難な作業である。

「症例」選択の困難

　基本集団②を用いて症例対照研究を行う際の、第2の実務的な問題について述べる。「基本集団」に所属する者に健康アウトカム（乳がん）が発生したとしても、診療を受けるのは単一の病院ではなく、複数の病院である。そのため、「症例」を同定するには複数の病院の協力を得る必要があり、さらに個々の「症例」からも同意と協力を得る必要がある。すべての病院から協力を得て、すべての「症例」の候補から同意を得ることは、実際にはほとんど不可能である。そのため、同意を得て質問票などの調査を行うことができた「症例」の特

性が、「基本集団」から生じたすべての乳がん症例の特性とは異なる可能性がある。

　たとえば、同意を得て調査を行えた「症例」は、「基本集団」から生じたすべての乳がん症例よりも、自覚症状はないがマンモグラフィ検診で発見された早期がんの割合が高いかもしれない。ぎゃくに、同意を得られず調査を行えなかった「症例」は、しこりなどの自覚症状があり病院を受診して診断された進行がんの割合が高いかもしれない。同意を得て調査を行った「症例」と曝露要因（飲酒）との関連は、調査を行えなかった乳がん患者もくわえた場合の関連とは、異なる可能性がある。

　以上のような事情により、住民基本台帳のように個人を同定できる資料をもとに「基本集団」を設定する場合、「基本集団」と「症例」や「対照」との関係は、論理的には明確であっても、実務的にはさまざまな困難がある点に、留意が必要である。

▎基本集団③

　基本集団③は、個人を同定することが不可能である（氏名・性別・年齢・住所などの情報が存在しない）。

　この基本集団の仮想例をふたつ挙げる。第1の例として、「2010年から2011年の2年間に宮城県の10市町村に居住していた40—69歳の女性の集団」などが考えられる。この場合、10市町村の協力を得られず、住民基本台帳を入手することができなければ、氏名・性別・年齢・住所などの情報は存在しない。この場合、基本集団に所属する個人を同定することも、正確な人数を把握することもできない。実際には、調査に協力を得られた病院で診療を受けた乳がん症例のうち、この基本集団に所属する者を「症例」として選び出し、「症例」と同一の市町村に居住する同年代の女性に協力を依頼し、「対照」として選び出すことになる。この場合、「基本集団」と「症例」や「対照」との関係は、上記のふたつの基本集団と「症例」や「対照」の関係ほど明確ではない。

　第2の例として、ひとつの病院で乳がんと診断され入院した40—69歳の女性を「症例」として選び出し、おなじ病院に乳がん以外の診断（骨折など）で

入院した者を「対照」として選び出す場合がある。この際の「基本集団」は、「疾病が生じた際にこの病院に受診する可能性のある40—69歳の女性の集団（この病院の診療圏に居住する40—69歳の女性の集団）」ということになるが、この集団を個人別に特定することは困難である。「基本集団」そのものが不明確ともいえる。したがって、この「基本集団」と「症例」や「対照」との関係も不明確である。

とはいえ、おなじ病院から「症例」と「対照」を選び出すので、調査の実施は相対的に容易である。そのため、こうした研究が行われることも少なくない。

なお、この研究のように、病院から「症例」と「対照」の双方を選び出す症例対照研究を、**「病院ベースの症例対照研究」**（hospital-based case-control study）と呼ぶ。この場合の対照を、**「病院対照」**（hospital control）という。

これに対して、上記②のように、地域住民を「基本集団」として「症例」と「対照」を選び出す症例対照研究を、**「住民ベースの症例対照研究」**（population-based case-control study）と呼ぶ。この場合の対照を**「住民対照」**（population control）という。

上記①の場合は、すでに述べたように、前向きコホート研究の対象者から「症例」と「対照」を選び出す症例対照研究なので、「コホート内症例対照研究」（nested case-control study）と呼ぶ。

「対照」の選択方法とオッズ比の解釈

症例対照研究では、「対照」を選択する方法が2種類ある。どちらの方法を採用するかによって、症例対照研究で算出される関連性の指標であるオッズ比の解釈が異なる。この点について説明しよう。

「対照」を選択する2種類の方法は、**累積発生率に基づく選択**（cumulative sampling）と、**罹患率（罹患密度）に基づく選択**（density sampling）である。

累積発生率に基づく「対照」の選択

仮想例として、40—69歳の女性50,000人の「基本集団」から、10年間の研

究期間に 300 例が乳がんに罹患した状況を考える。「症例」として選択するのは、どちらの「対照」の選択方法でも、300 例の乳がん症例の全例である。

　10 年間のあいだに乳がんに罹患しなかったのは（乳がんと診断されなかったのは）、50,000−300＝49,700 人である。この 49,700 人のなかから「対照」を選び出すのが、累積発生率に基づく選択方法である。49,700 人のなかから性別・年齢などがマッチする候補者のリストを作成し、そこから無作為に「対照」を選び出す。この場合のオッズ比は、この「基本集団」でかりに前向きコホート研究を行った場合に算出される、比較群に対する曝露群の累積発生率比（リスク比）の近似値となる。ただし、近似が成立するのは、健康アウトカムの発症がまれで、累積発生率が小さい場合に限られる（おおむね 10%未満）。この仮定を、**「まれな疾患の仮定」**（rare disease assumption）という。健康アウトカムの発症がまれではなく、累積発生率が大きい場合には、オッズは累積発生率比を過大評価する（1 よりかけ離れた値になる）。この時、累積発生率比が 2 の場合、オッズ比は 2.8 などとなり、累積発生率比が 0.5 の場合、オッズ比は 0.36 などとなる。

罹患率（罹患密度）に基づく「対照」の選択

　これに対して、罹患率（罹患密度）に基づく「対照」の選択は、次のように行う。いま、上記の仮想例で、10 年間の研究期間の 2 日目に、第 1 例目の乳がんが発症したとする。この「症例」に対する「対照」の候補になるのは、この第 1 例目が乳がんに罹患した時点で（診断された時点で）、まだ乳がんに罹患していない（診断されていない）49,999 人である。この 49,999 人のなかから「対照」を選び出すのが、罹患率（罹患密度）に基づく選択方法である。49,999 人のなかから、性別・年齢などがマッチする候補者のリストを作成し、そこから無作為に「対照」を選び出す。重要な点は、ここで「対照」として選択した 1 人が、たとえばその 5 年後に乳がんを発症した場合、その時点でこの者は「症例」としても選択されることである。つまり、同一の人物が、最初は「対照」として選択され、その後に「症例」としても選択される場合がある。おなじ人物が、「対照」でもあり「症例」でもある場合があるということだ。このよう

な者がかりに 30 人いたとすれば、この症例対照研究の「症例」の人数は 300 例であるのに対して、「対照」の候補者の人数は 49,700 + 30 = 49,730 人となる。「症例」として選び出された 300 人のうち 30 人は、その前に「対照」として選び出される可能性があったからである。ただし、第 1 例目の「症例」は、その後に「対照」として選ばれることはないので、この 30 人には含まれない。

　この場合のオッズ比は、この「基本集団」でかりに前向きコホート研究を行った場合に算出される、比較群に対する曝露群の発生率比そのものである。近似値ではない。また、健康アウトカムの発症がまれで、発生率が小さいという「まれな疾患の仮定」も必要とされない。健康アウトカムの発生率が小さくても大きくても、オッズ比は発生率比と同値になる。

　なお、上記のオッズ比の解釈に関する数学的な論証は、成書を参照していただきたい [5]。

症例対照研究が有用な状況

　症例対照研究がとくに有用な状況のひとつは、「まれな健康アウトカム」を「症例」として研究を行う場合である。小児白血病はその一例である。小児白血病の発生率は、成人の一般的ながんの発生率よりも低い。たとえば、100 万人の小児を登録して前向きコホート研究を行い、10 年間の追跡調査を実施したとしても、小児白血病に罹患する人数は少なく、十全なデータ解析が行えない懸念がある。このような場合、小児白血病の診療を行っている病院の協力を得て「症例」を集め、「症例」とおなじ病院に入院する白血病以外の疾患の小児を「病院対照」として選ぶか、「症例」とおなじ地域に住む小児を「住民対照」として選んで、症例対照研究を行うことが現実的である。

症例対照研究の問題点

　症例対照研究の第 1 の問題点は、上に述べたように、「基本集団」と「症例」および「対照」の関係が不明確な場合があることである。この場合、つぎのような選択バイアスが生じる可能性がある。

・ほんらい「症例」として選択されるべき患者が選択されない。

・選択された「症例」が「基本集団」に含まれる患者の特性と異なる。

・ほんらい「基本集団」に所属していないはずの者を誤って「対照」として選択する。

第2の問題点は、すでに評価対象の健康アウトカムが生じた後の時点から、アウトカムが生じる前の過去の期間における、曝露要因や交絡の可能性のある要因の情報を収集することである。過去の食生活を質問票による自己回答でたずねる場合などはとくに、情報バイアスのひとつである**思い出しバイアス**（recall bias）の影響をうけやすい。

┃まとめ

冒頭に述べたように、症例対照研究の基本的なロジックは、前向きコホート研究とおなじである。（健康アウトカムの有無により「症例」と「対照」という形で）研究対象者を選択し、（健康アウトカムが生ずる前の時点における）曝露要因や交絡の可能性のある要因の情報を収集し、曝露要因と健康アウトカムに関する関連性の指標（オッズ比）を算出する点で共通している。

ただし実際に調査を行う際には、選択した「症例」や「対照」と「基本集団」との関係が不適切になる場合があることにくわえて、健康アウトカムが発生する前の過去の曝露要因などの情報を収集するために、選択バイアスや情報バイアスの影響を相対的に受けやすい。研究結果の妥当性については、いっぱんに、コホート内症例対照研究は前向きコホート研究と同等と考えられるが、それ以外の症例対照研究は前向きコホート研究よりも低いと考えられている。

13 地域相関研究と時系列研究

　観察研究には、これまで解説した研究デザインのほかに、「**地域相関研究**」「**時系列研究**」もある。これらについて、かんたんに説明する。

地域相関研究 (ecological study)

　地域相関研究では、個人ではなく集団（国・地域など）を単位として、集団レベルでの曝露要因と健康アウトカムとの相関関係を調査する。たとえば、マンモグラフィ検診の受診率が高い地域のほうが、受診率が低い地域よりも、乳がん死亡率が低ければ、検診による乳がん死亡率の減少効果があると解釈する。これまで説明してきた介入研究と観察研究はすべて、「個人」が、データの収集や分析の単位となる（個人の曝露要因や、健康アウトカムの有無を調べる）。これに対して、地域相関研究や、後述する時系列研究では、「個人」ではなく国や地域などの「集団」が、データの収集や分析の単位となる（たとえば集団の検診受診率と、その集団全体の疾病の死亡率を調べる）点が異なっている。

　地域相関研究は、行政的な目的で収集された既存の統計資料を二次的に利用して調査を行えば、比較的簡単に研究を行えるという利点がある。反面、たとえば、マンモグラフィ検診の受診率が高い地域で乳がん死亡率が低いという関係が観察されたとしても、それが検診そのものの効果（因果性）なのか、検診受診率の高い地域には乳がんリスクの低い人が多いことを見かけ上反映しているだけなのか（交絡要因）、区別することが難しいという問題点がある。また、曝露要因と健康アウトカムとの関連性が集団レベルで認められたからといって、おなじ関連性が個人レベルでも成り立つとは限らないという問題点もある。

　いっぱんに、地域相関研究の妥当性は、「個人」を研究の単位とする介入研

究や観察研究よりも低いと考えられている。したがって、地域相関研究の結果
に基づいて曝露要因と健康アウトカムの因果関係を評価するときには、結果の
解釈に相当な留保が必要になる。

時系列研究（time trend analysis）

　時系列研究では、個人ではなく集団（国・地域など）を単位として、曝露要
因の時間的な変化と、健康アウトカムの時間的な変化との相関関係を調査する。
たとえば、ある地域でマンモグラフィ検診を開始することによって受診率が経
年的に高まり、それと同時期に（あるいは一定のタイムラグを置いて）乳がん死
亡率が減少すれば、検診には乳がん死亡の減少効果があると解釈する。

　時系列研究は、地域相関研究と同様に、行政的な目的で収集された既存の統
計資料を二次的に利用して調査を行えば、比較的簡単に研究を行えるという利
点がある。反面、たとえば、マンモグラフィ検診の受診率が経年的に上昇した
地域で乳がん死亡率が低下したという関係が観察されたとしても、それが検診
そのものの効果（因果性）なのか、検診とは無関係な治療技術の進歩や、生活
習慣の変化による乳がん発生率の低下を見かけ上反映しているだけなのか（交
絡要因）、区別することが難しいという問題点がある。また、曝露要因と健康
アウトカムとの関連性が集団レベルで認められたからといって、おなじ関連性
が個人レベルでも成り立つとは限らないという問題点もある。

　いっぱんに、時系列研究の妥当性は地域相関研究と同程度で、「個人」を研
究の単位とする介入研究や観察研究よりも低いと考えられている。したがって、
時系列研究の結果に基づいて曝露要因と健康アウトカムの因果関係を評価する
ときには、結果の解釈に相当の留保が必要になる。

14 システマティック・レビューとメタアナリシス

　これまでに解説した介入研究と観察研究の研究デザインは、基本的に、実際のフィールドで、特定の対象者を選び、特定の時期と地域で調査を行い、実証的なデータを産み出す研究手法である。「一次データ」（primary data）を産み出す研究方法ともいえる。

　ところで、世界の研究の現場では、たとえば「マンモグラフィによる乳がん検診によって、乳がん死亡率が減少するか」というおなじ仮説に対して、多くの研究が行われている。「マンモグラフィによる乳がん検診」というおなじ曝露要因と、「乳がん死亡率」というおなじ健康アウトカムとの因果関係を評価した、多数の研究すなわち一次データが存在する。

　マンモグラフィ検診に関するランダム化比較対照試験はこれまで9件報告されている［6］。けれども、研究の時期や地域、対象者の年齢層、マンモグラフィの間隔（毎年か2年に1度か）など、研究の細部は異なっている。また、乳がん死亡率の減少の有無や程度、安全性などに対する結果も異なる。

　マンモグラフィ検診の研究の例にかぎらず、おなじ曝露要因とおなじ健康アウトカムの因果関係を評価した一次データの論文が多数存在し、おなじ研究デザインの研究も複数存在するが、その方法の細部や結果が一致しないことは、よくある状況である。この場合、複数の論文のうちの一部の結果だけを見て、結論的な判断を下すことは適切ではない。それまでに報告されたすべての一次データの論文を集めて吟味を行い、判断を行うことが必要になる。

　このための手法が、**システマティック・レビュー**（systematic review）である。「システマティック」は、一次データの論文を、医学文献データベースを使い「系統的」に検索して同定し、同定した複数の論文を共通の方法を用いて「系統的」に要約するという意味である。「レビュー」は、同定して要約した複

数の論文に対して批判的な吟味を行ったうえで、総括的に評価するという意味である。

システマティック・レビューの手順

システマティック・レビューは、およそ次のような手順で行われる。

- PubMed などの医学文献データベースを使い、キーワードを指定して、レビューの対象として選択する論文の候補を検索する。マンモグラフィ検診の論文であれば、次のようなキーワードが考えられる。「乳がん」（breast cancer）・「検診」（screening）・「マンモグラフィ」（mammography）・「死亡」（mortality）・「ランダム化比較対照試験」（randomized controlled trial）。
- 論文の候補のなかから、論説や読者のコメントなどを除外し、マンモグラフィ検診を曝露要因とし、乳がん死亡率を健康アウトカムとする、ランダム化比較対照試験の一次データを報告した論文を選び出す。
- 一部の論文を除外する。小規模な研究・同一の研究の重複する論文（追跡期間の異なる論文・対象者全体ではなく一部のサブグループを解析した論文など）など。
- 選択した論文の記載から、以下のような主要情報を抽出する。国や地域・時期・介入群と対照群の人数・介入の内容（受診間隔は1年に1回か2年に1回か、マンモグラフィ単独か医師による乳房視触診との併用かなど）・対照群への処置・追跡調査の期間・乳がんの症例数（検診で発見された症例数と検診以外の機会に診断された症例数）・乳がんによる死亡数・乳がんの発生率・死亡率・発生率比・死亡率比・発生率比や死亡率比の95％信頼区間など。
- 抽出した主要情報を一覧表の形にまとめる。この表を**「エビデンス・テーブル」**（evidence table）呼ぶ。「エビデンス」は実証的研究で得られた科学的根拠という意味であり、「テーブル」は「表」という意味である。
- エビデンス・テーブルに要約された複数の論文の情報をもとに、批判的

な吟味を行ったうえで、総括的な評価を行う。表現を変えると、曝露要因（マンモグラフィ検診）と健康アウトカム（乳がん死亡率）との因果関係について、総括的な評価を行う（マンモグラフィ検診は乳がん死亡率を低下させる有効性がある、など）。

メタアナリシス

メタアナリシス（meta-analysis）では、システマティック・レビューにより同定されたおなじテーマの複数の論文で報告されている関連性の指標（死亡率比など）の点推定値と区間推定値（95％信頼区間等）を使い、ひとつの**要約推定値**（summary estimate）を推計する。およそ以下の手順で行う。

- マンモグラフィ検診の研究の例を用いると、おもな関連性の指標は、対照群に対する介入群の乳がん死亡率比である。この死亡率比は、介入群の乳がん死亡率のほうが対照群より低ければ1未満となる。しかしその点推定値は、論文により異なるのが通常である（0.75、0.83、0.93、1.13など）。
- 死亡率比の点推定値を、それぞれの研究の規模に応じて重みづけをして、ひとつの加重平均値を算出する。これを要約推定値という。重みとしては、点推定値の誤差分散（個々の論文で報告されている95％信頼区間から逆算する）の逆数を用いることが多い。規模の大きな研究の点推定値には大きな重みを与え、規模の小さな研究の点推定値には小さな重みを与える。要約推定値の95％信頼区間も推定する。
- たとえば、マンモグラフィ検診の死亡率減少効果に関する9件のランダム化比較対照試験から推計した、死亡率比の要約推定値（95％信頼区間）は0.80（0.76−0.92）だったとする。この解釈としては、これまでに報告された9件の論文の結果を集計すると、マンモグラフィ検診群は、対照群と比べて、乳がん死亡率比が0.80倍であり、9件の研究全体と同規模の研究を100回くりかえせば、そのうち95回は、死亡率比が0.76から0.92の範囲の値をとると期待される（1であれば死亡リスクに差がなく、1

を超えれば検診群の乳がん死亡率のほうがかえって高いことを意味する）。したがって、これまでの9件の論文報告の結果を総括的に評価すると、マンモグラフィ検診により乳がん死亡率が20％程度減少する（1−0.8＝0.2＝20％）と結論づける。

・くわえて、9件の研究を相対的な質の高低にしたがってさらにグループ分けし、たとえば質の高い4件と、質の低い5件に分けて、ふたつの要約推定値を推計することなども行われる。相対的な質の高低以外の要因（研究が行われた地域や研究デザインの違いなど）で論文をグループ分けし、グループごとに要約推定値を推計することもある。

システマティック・レビューの位置づけ

曝露要因と健康アウトカムとの因果関係を評価する際、システマティック・レビューは、単一の論文の結果に依存するのでもなく、複数の論文の単純な多数決に依存するわけでもない（マンモグラフィ検診を有効と結論する論文が7件、無効と結論する論文が3件だから、全体として有効とするような判断）。系統的に（システマティックに）、候補論文を検索し、選択基準や除外基準を用いて論文を選択し、個々の論文の情報を抽出し、エビデンス・テーブルを作成する。そのうえで、メタアナリシスの手法を用いて、個々の論文で報告されている死亡率比などの関連性の指標を、個々の研究の規模の違いを考慮して加重平均して、ひとつの要約推定値とその95％信頼区間という形で表現する。

こうした手順の系統性から、システマティック・レビューとメタアナリシスから導き出された結果は、単一のランダム化比較対照試験や前向きコホート研究などの結果よりも、妥当性が高いと考えられてきた。そのため、治療法や予防法に関する科学的根拠の総括、診療ガイドラインの作成や、予防法や治療法を保険診療や公的政策にくわえるか否かの判断などの基礎となる科学的根拠として、世界的にひろくシステマティック・レビューとメタアナリシスの結果が活用されてきた。

世界的な影響力を持つ代表的なシステマティック・レビューのデータベースとして、以下のふたつを挙げておく。

- 米国予防サービスタスクフォース（United States Preventive Services Task Force）。米国保健福祉省の下にある独立の委員会で、約100件の予防サービス（検診・予防接種など）に関するシステマティック・レビューを登録している [7]。このレビューで実施が「推奨」（recommend）されるサービスは、米国の保険診療に含まれて保険加入者に提供される。
- コクラン協同計画（The Cochrane Collaboration）。世界の研究者が協力して、治療法や予防法など約7,500件のシステマティック・レビューを登録している [8]。

システマティック・レビューの問題点

いっぽう最近では、システマティック・レビューやメタアナリシスの問題点も指摘されるようになっている。いくつか挙げる。

①実際のフィールドで対象者から情報を収集する努力を払わなくても、論文を集めて型通りの分析を行えば、システマティック・レビューの論文は書けてしまう。そのため、多数の論文がはんらんしている。

②システマティック・レビューのテーマとする事項について、医学的な知識や臨床的な経験がなくても、機械的な手順にしたがって論文が書けてしまう。そのため、当該分野の臨床や予防に従事する者にとって、実践的な意義やニュアンスを欠いた論文が出版される。

③ランダム化比較対照試験を行う資金力は、公的な研究助成機関を除けば、製薬企業が圧倒的に強い。そのため、患者のニーズや臨床医の関心とはかけ離れた、製薬企業の利益につながるようなランダム化比較対照試験が行われ、それらをもとにしたシステマティック・レビューの影響力が強くなる。

④おなじテーマを扱ったシステマティック・レビューでも、結果が異なることが珍しくない。

上記の問題のうち、④はとくに深刻である。システマティック・レビューが文字通り「系統的」な手順で行われるとしても、対象とする論文の選択基準、除外基準、選択した論文の質の評価などには、研究者の裁量や価値判断が影響する余地が多分にある。こうした要因が原因となり、④のような事態が生じることがある。

　ひとつ事例を挙げる。マンモグラフィ検診による乳がん死亡率減少効果について、上記の2組織はつぎのような結果を示している。

　米国予防サービスタスクフォース（2016年）は、7件のランダム化比較対照試験のメタアナリシスを行い、たとえば50─59歳の女性の相対リスクの要約推定値（95％信頼区間）を 0.86（0.68─0.97）と推計した [9]。これらの結果に基づき、50─74歳の女性には「2年に1回のマンモグラフィ検診を推奨する」と結論している。

　いっぽう、コクラン協同計画（2013年）は、8件のランダム化比較対照試験を同定した [10]。このうち1件は、ランダム化により比較可能なグループ（介入群と対照群）が設定されていないと判断し除外した。

　のこる7件のうち、ランダム化が適切に行われている3件の、13年間の乳がん死亡の相対リスクに関する要約推定値（95％信頼区間）は 0.90（0.79─1.02）であり、統計的に有意な減少を示さなかった。

　ランダム化が不十分な4件の、乳がん死亡の相対リスクに関する要約推定値（95％信頼区間）は 0.75（0.67─0.83）であり、統計的に有意な減少を示した。

　これらのメタアナリシスの結果に基づき、以下のような結論を示している。

　「もっとも信頼できる情報を提供している研究［上記の3件］は、マンモグラフィ検診によって乳がん死亡率が減少しないことを示している。バイアスがより大きい（研究実施の周到さがより低い）可能性がある研究［上記の4件］では、マンモグラフィ検診によって乳がん死亡率が減少することを示している」。

おなじテーマ、異なる結論

　世界でもっとも普及しているがん検診のひとつであるマンモグラフィ検診について、世界でもっとも影響力のあるふたつの組織のメタアナリシスに基づく

結論が、大きく異なっていることがわかる。これが極端なケースであるのは事実に違いない。しかし、おなじテーマでシステマティック・レビューを行ってもおなじ結果と結論が出るとは限らないという事実は、システマティック・レビューの再現性に疑問を投げかけるものである。結果の「再現性」に疑問があるということは、研究の「科学性」に疑問があるのとおなじことを意味する。結果の再現性は、研究の科学性を担保する、もっとも本質的な要因のひとつだからだ。

したがって、システマティック・レビューとメタアナリシスの結果の妥当性が、たとえば単一のランダム化比較対照試験の妥当性よりもつねに上位にあると、機械的に位置づけることには慎重になるべきである。

けっきょく、システマティック・レビューにも、質の高いものと低いものがある。そのことを認識したうえで、一次データの論文の結論を鵜呑みにせず批判的に吟味することが必要なのと同様に、システマティック・レビューについても、その結論を鵜呑みにせず批判的に吟味することが重要である。

「われわれはメタアナリシスを出版しないんだ！」

さいごに筆者が体験したエピソードを紹介しよう。

2014年5月13日火曜日、ボストンのハーバード大学医学部図書館の最上階にある『ニュー・イングランド・ジャーナル・オブ・メディシン』（NEJM）編集部を訪問し、毎週火曜日に行われる定例の編集会議に参加した。1、2か月後の同誌に掲載を検討している論文が順次取り上げられ、編集委員が議論していた。

ある論文を採択するか否かが議論になった際に、当時の編集長のジェフリー・ドレーゼン医師（Jeffrey M. Drazen）が、「われわれはメタアナリシスを出版しないんだ！」（"We don't publish meta-analyses!"）と強い口調で発言した。その論文は典型的なメタアナリシスではなかったが、世界で行われた多数のフィールド調査の一次データを集め、そのデータに数理モデルを適用して解析した研究だった。編集長は、一次データを集めるプロセスやその代表性について、第三者が検証できる「透明性」（transparency）の必要性についても強調してい

た。

ドレーゼン氏の後任のエリック・ルービン医師（Eric J. Rubin）がNEJM編集長を務める現在も、この方針は維持されている。典型的なシステマティック・レビューやメタアナリシスの論文が、同誌に掲載されることはない。むしろ、質の高いランダム化比較対照試験で、明日からの現場の臨床診療を変えるような、実践的な意義が強い論文を見かけることが多い。おなじテーマで行われ、おなじ結果になったふたつのランダム化比較対照試験が、同時に掲載されることも珍しくない。

ちなみに、英国医師会が発行する『ブリティッシュ・メディカル・ジャーナル』（British Medical Journal）も代表的な医学専門誌のひとつだが、毎週３件ほど掲載される論文のひとつは、典型的なシステマティック・レビューとメタアナリシスである。システマティック・レビューは、同様のテーマで論文を書く後続の研究者が引用することが多い。そのため、システマティック・レビューを毎週掲載することで、同誌の論文の引用回数が全体として増加し、同誌のインパクトを高める作用を期待している部分もあるだろう。NEJMとは対照的な編集方針ともいえそうだ。

まとめ

システマティック・レビューとメタアナリシスでは、おなじ曝露要因とおなじ健康アウトカムとの関連性を評価した複数の論文を系統的に同定して要約し、個々の論文で報告されているリスク比などの関連性の指標を、個々の研究の規模に応じて加重平均し、ひとつの要約推定値を算出する。特定の曝露要因と健康アウトカムに関する仮説（マンモグラフィ検診による乳がん死亡率の低下など）について、それまでの研究の状況を総括し、その結果を、診療ガイドラインの作成、保険診療への適用や公的政策への導入などの政策的な意思決定に活用する。

システマティック・レビューとメタアナリシスは、複数の研究論文の系統的な評価を行うため、ランダム化比対照試験を含めて、単一の研究よりも結果の妥当性が高いといっぱんに考えられている。その反面、おなじ曝露要因と健康

アウトカムをテーマとする複数のシステマティック・レビューの結論が、異なる場合もまれではない。したがって、単一の研究の結果を鵜呑みにせずに批判的に吟味することが重要なのと同様に、システマティック・レビューやメタアナリシスについても、結論を鵜呑みにせず批判的に吟味することが重要である。

基礎編　引用文献

[1] Weinreich DM, Sivapalasingam S, Norton T, et al. REGEN-COV antibody combination and outcomes in outpatients with Covid-19. N Engl J Med (published online on September 29, 2021). https://www.nejm.org/doi/full/10.1056/NEJMoa2108163

[2] Harrington D, D'Agostino RB Sr, Gatsonis C, et al. New guidelines for statistical reporting in the Journal. N Engl J Med 2019; 381: 285-286. https://www.nejm.org/doi/full/10.1056/nejme1906559

[3] Amrhein V, Greenland S, McShane B. Scientists rise up against statistical significance. Nature 2019; 567: 305-307. https://www.nature.com/articles/d41586-019-00857-9

[4] World Cancer Research Fund International. Diet, Nutrition, Physical Activity and Cancer: A Global Perspective, Alcoholic Drinks. The Third Expert Report. London, UK: World Cancer Research Fund International; 2018. https://www.wcrf.org/dietandcancer/alcoholic-drinks/

[5] Rothman KJ. Epidemiology. 2nd ed. Oxford, England: Oxford University Press, 2012: 90-96. https://global.oup.com/academic/product/epidemiology-9780199754557?cc=jp&lang=en&

[6] Jatoi I, Pinsky PF. Breast cancer screening trials: endpoints and overdiagnosis. J Natl Cancer Inst 2021; 113: 1131-1135. https://academic.oup.com/jnci/article-abstract/113/9/1131/5902831?redirectedFrom=fulltext

[7] U. S. Preventive Services Task Force, September 2017. https://www.uspreventiveservicestaskforce.org/uspstf/

[8] Cochrane Library. https://www.cochranelibrary.com/about/about-cochrane-library

[9] U. S. Preventive Services Task Force. Breast Cancer: Screening, January 2016. https://www.uspreventiveservicestaskforce.org/uspstf/recommendation/breast-cancer-screening

[10] Gøtzsche PC, Jørgensen KJ. Screening for breast cancer with mammography. Cochrane Database Syst Rev 2013; 2013: CD001877. https://www.cochranelibrary.com/cdsr/doi/10.1002/14651858.CD001877.pub5/full

II 応用編
新型コロナの疫学論文を読み解く

1 ランダム化比較対照試験

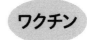

「これは勝利である」
——ファイザー社 mRNA ワクチンの有効性

　新型コロナウイルス感染症によるパンデミック対策の転換点となったのは、米国ファイザー社とドイツのビオンテック社が開発した mRNA ワクチンの開発の成功だった。

　ワクチンの有効性と安全性を評価した臨床試験の論文が『ニュー・イングランド・ジャーナル・オブ・メディシン』（NEJM）にオンライン公開されたのは2020 年 12 月 10 日 [1]。筆者はこの日にさっそく論文を読み、これは歴史的な研究成果になると、しばし想いにふけった。

ロジカルからロジスティカルへ

　このワクチンを、たとえば 1 か月のあいだに世界人口の 7 割が接種すれば、パンデミックは収束するだろう——。むろん実際には、ワクチンの製造や供給には 1 か月よりはるかに長い時間がかかるので、これは現実的ではない。けれども、このワクチンの登場により、パンデミックは少なくとも医学的・ロジカルには解決したと思った。

　残された課題は、ワクチンを人口の大部分が接種するための実務的・ロジスティカルな性質のハードルだ。それが大きな課題であることは間違いない。とはいえ、パンデミック対策の中心が、医学的なロジカルな課題から、実務的なロジスティカルな課題へと、位相が変化したと感じた。

　論文の全文が、NEJM のサイトで公開されており、論文の PDF ファイルもダウンロードできる [2]。PDF ファイルは、NEJM の印刷版に掲載される論文とまったく同じ内容だ。

　PDF 論文は全体で 13 ページからなる。最初の 1 ページ目に、研究の概要を

短く要約した「抄録」が掲載されている。抄録は「アブストラクト」と呼ばれる。2ページ目以降が、論文の本文にあたる。1ページ目の抄録の記述を、補足してたどりながら、論文の概要を紹介しよう。なお、抄録の日本語訳が、NEJM日本国内版を出版する医書出版社の南江堂のサイトに掲載されている[3]。

論文の抄録でみる研究の概略

抄録は、「背景」「方法」「結果」「結論」の4つのセクションに分かれている。

背景は次の2つの文章からなる。「重症急性呼吸器症候群コロナウイルス2（SARS-CoV-2）の感染で生ずる新型コロナウイルス感染症（Covid-19）はパンデミックとなり、世界で何千万もの人々が苦しんでいる。安全で有効なワクチンが緊急に必要とされている」。

方法は3文からなる。その内容に補足をくわえて説明すると、つぎのようになる。この研究は「ランダム化比較対照試験」（基礎編9参照）という方法で行われた。16歳以上の対象者をランダムにふたつのグループに分け、第1のグループには、ファイザー社とビオンテック社が開発したワクチン候補であるBNT162b2（1回30μg）を、21日の間隔をあけて2回接種した（ワクチン群）。第2のグループには、プラセボ（偽薬、生理食塩水）を、同じように21日の間隔をあけて2回接種した（プラセボ群）。PCR検査で確認された、発熱などの有症状のCovid-19に対するワクチンの有効性と、ワクチンの安全性を、臨床試験の主要評価指標として設定した。

結果は6文からなり、こう言っている。少なくとも1回の接種を受けたのは、ワクチン群が21,720例、プラセボ群が21,728例だった。2回目の接種をしてから7日目以降にCovid-19を発症したのは、ワクチン群が8例、プラセボ群が162例であり、プラセボと比較した場合のワクチンの有効率は95％だった。

対象者を男女・若年者と高年者・肥満度・基礎疾患の有無・人種や民族などで分けても、ワクチンの有効率は同程度だった（たとえば若年者でも高年者でも、有効率は同程度で大きな差はなかった）。有症状のCovid-19のなかでも人工呼吸が必要になるなどの重症例は、ワクチン群が1例、プラセボ群が9例だった。ワクチンの安全性について、副反応は軽度から中等度の注射部位の痛み、倦怠

感、頭痛が中心だった。重篤な有害作用の発現率は低く、ワクチン群とプラセボ群で同程度だった。

　結論は2文からなる。そこで示された結論によると、BNT162b2の2回接種により、16歳以上の人のCovid-19の95％が予防された。安全性は、今回の論文のための追跡期間の範囲（対象者の半分を2か月間追跡）では、新型コロナウイルス感染症以外のウイルス疾患に対するワクチンと同程度だった。

　わずか1ページ、13文、単語数で300語弱という短いこの抄録で、研究の背景と目的・対象者と方法・結果・結論が、凝縮して述べられている。

▌研究デザインと論文全体の概要

　この研究は、さまざまな研究デザイン（研究方法）のなかでも、もっとも信頼性の高い「ランダム化比較対照試験」（基礎編9参照）という方法で行われている（**図表1-1**）。今回の論文全体の概要と調査の流れを、研究デザインの構成要素（部品）ごとに整理して、**図表1-2**に示す。

　2020年12月10日に論文本体がオンライン公開されたのに合わせて、NEJM編集長で感染症の専門医であるエリック・ルービン（Eric J. Rubin）らによる、研究に対する論評も公開された[4]。全体の論調は、今回の臨床試験が新型コロナウイルス感染症対策におけるエポックとなったことを強く感じさせる、厳粛なトーンに満ちている。

　論評によれば、今回のワクチンに関する初期の研究では、ワクチンにより免疫反応が誘導されることが示されていたが、じっさいに有症状のCovid-19を予防するか否かは明らかではなかった。しかし、「本日それが明らかになった」（Today we know.）と、高らかに宣言する。ワクチンに95％という大きな有効性があったことを述べて、「研究結果は印象的なものであった」（The results were impressive.）と評価する。

　2020年1月に新型コロナウイルスの遺伝子配列が公表されて1年以内という短い期間で、ワクチンの開発と実用化が達成されたことに対して、「これは勝利である」（This is a triumph.）と賛辞を送る。論評の最後の一文は、今回の「劇的な成功」（a dramatic success）により、数えきれない人命が救われ、グロ

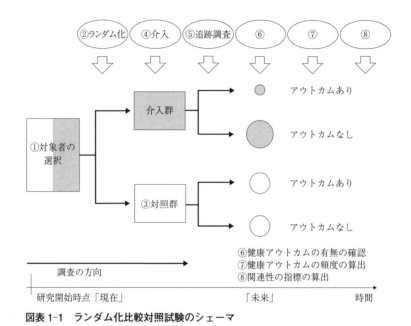

図表 1-1 ランダム化比較対照試験のシェーマ

ーバルな災厄を抜け出す道筋について、希望がもたらされたと結ばれている。

研究の限界——有効性の主要評価指標

いっぽうこの論評では、研究の限界や問題点もいくつか指摘している。ワクチンによるまれな副作用や、長期の有効性や安全性はまだ明らかではないことも、その例である。

ここでは、ワクチンの有効性に関する主要評価指標が、発熱、咳、倦怠感などを伴う「有症状の疾患（Covid-19）」の発生率に限定されている点について、論評を敷衍しながらまとめておこう。

新型コロナウイルスに対するワクチンが「有効」という場合、理論的にはつぎの5つの事態が考えらえる。

①「有症状の疾患（すなわち Covid-19 という疾患）」の発生率が減少する。

研究デザイン：ランダム化比較対照試験

① 対象者の選択	○	6カ国の152施設で対象者を登録（米国・アルゼンチン・ブラジル・南アフリカ・ドイツ・トルコ）。 登録期間は2020年7月27日―11月14日。 適格基準：16歳以上で、健康または慢性疾患の状態が落ち着いている者。 除外基準：Covid-19の病歴、免疫抑制療法、免疫状態が低下する疾患。
② ランダム化	○	43,548人を1：1の比でランダム化。
③ 対照群または比較群	○	介入群または対照群の2群に分ける。
④ 介入	○	介入：ワクチン候補（BNT162b2）を、1回30μg（0.3 ml）、21日の間隔を空けて2回、筋肉内注射。 対照群への処置：プラセボ（生理食塩水）を、21日間の間隔を空けて2回、筋肉内注射。 二重盲検を実施（医療者と参加者の双方が、参加者の所属が介入群なのか対照群なのか知らされず）。 ランダム化された対象者43,548人のうち43,448人が、ワクチンまたはプラセボの投与を1回以上受けた。 ワクチン群：21,720人。プラセボ群：21,728人。
⑤ 追跡調査	○	2020年11月14日まで追跡。最長で2021年7月27日から11月14日まで約4ヶ月間。ワクチンの有効性に関する解析は、2020年10月9日までの追跡調査の時点（中央値2ヶ月）で実施。
⑥ 健康アウトカムの有無の確認	○	有効性と安全性に関する評価指標を設定。 **有効性に関する主要評価指標**：ワクチンまたはプラセボの2回目の接種から7日目以降の、検査で確認された有症状のCovid-19の発生率に関する、ワクチンの有効性。 　　発生率＝追跡調査期間中に確認された、有症状のCovid-19の新規発症の症例数 / 追跡調査期間中の観察人年 　　発生率比＝ワクチン群の発生率 / プラセボ群の発生率 　　ワクチンの有効性（％）＝ 100％ × （1 － 発生率比）（＝⑧の関連性の指標とおなじ） **安全性に関する主要評価指標**： 　　①ワクチンまたはプラセボの1回目と2回目の接種から7日以内の、注射部位の局所反応と全身反応。 　　②2回目の接種から1か月までと6か月までの有害作用。
⑦ 健康アウトカムの頻度の算出	○	**有効性**： 　　ワクチン群の発生率＝　 8例 / 2,214人年。 　　プラセボ群の発生率＝ 162例 / 2,222人年。 　　発生率比＝（8 / 2,214）/（162 / 2,222）＝ 0.050。 　　重症Covid-19例の発生は、ワクチン群が1例、プラセボ群が9例。 **安全性**（一部のみ表示）： 　　①若年の対象者（16-55歳）における2回目接種後の、局所反応（ワクチン群とプラセボ群）：注射部位の疼痛（78％と12％）、発赤（6％と1％）、腫脹（6％と0％）。全身反応：倦怠感（59％ と23％）、頭痛（52％と24％）、発熱（16％と0％）、など。 　　②局所反応（①）を含むすべての有害事象（ワクチン群とプラセボ群）は、27％と12％。死亡例は、2例と4例。ワクチン群でワクチン接種に関連すると判定された重度の有害作用は4例（注射による肩損傷、腋窩リンパ節腫脹、発作性心室性不整脈、右下肢麻痺）。
⑧ 関連性の指標の算出	○	**ワクチンの有効性（％） ＝ 100％ ×（1 － 0.050）＝95.0％。95％信頼区間、90.3％ － 97.6％。**

図表1-2　ファイザー社ワクチンのランダム化比較対照試験の論文の概要

②有症状の疾患のなかでも、呼吸不全や集中治療室への入室を必要とするなどの「重症の疾患」の発生率が減少する。

③重症の疾患のなかでも、「患者の死亡」にいたる死亡率が減少する。

④有症状の疾患とは別に、「無症状のウイルス感染」の発生率が減少する。

⑤ワクチン接種を受けた人が、有症状であれ無症状であれ、本人以外の人たちを感染させる頻度が減少する。つまり、「他者への伝播（transmission）」の発生率が減少する。

　新型コロナウイルスは、感染した本人が無症状のまま経過し、そのあいだに他者に感染させる（伝播する）ことが、感染拡大の重要なルートになっている。その点を考慮すると、④や⑤に対するワクチンの有効性を明らかにすることが重要である。また、①②③は、ワクチン接種を受けた個人の利益におもに関連する指標だが、④⑤は、ワクチン接種を行う社会の利益におもに関連する指標ともいえる。

　今回の研究は、5つの指標のうち、①「有症状の疾患」に対するワクチンの有効性を、主要評価指標として定義し、その結果を示している。②「重症の疾患」と③「患者の死亡」については、かんたんなデータを報告しているが、今回の論文では該当の患者の人数が少なく、有効性が十分には確認されていない。④「無症状のウイルス感染」と⑤「他者への伝播」に対する効果については、データじたいが報告されていない。それぞれ、くわしく見ていく。

▌評価指標①「有症状の疾患」に対する有効性

　①「有症状の疾患」についての発生率には、分子と分母がある。分子は「有症状の疾患」の症例数であり、分母は観察人年（person-years）である（1人を2年追跡すれば1人×2年＝2人年、2人を1年追跡しても2人×1年＝2人年）。論文の表2に、これらの数値が報告されている。ワクチン群の分子は8例、分母は2,214人年。プラセボ群の分子は162例、分母は2,222人年。したがって、

　　　ワクチン群の発生率＝8例/2,214人年

$$\text{プラセボ群の発生率} = 162 \,例\, / 2{,}222 \,人年$$
$$\text{発生率の比} = \text{ワクチン群の発生率} \,/\, \text{プラセボ群の発生率}$$
$$= （8 \,例\, / 2{,}214 \,人年）\,／\,（162 \,例\, / 2{,}222 \,人年）$$
$$= 8 \,/\, 162 \times 2{,}222 \,/\, 2{,}214$$
$$= 0.050$$

　つまり、プラセボ群の発生率と比べると、ワクチン群の発生率は0.050倍と、大きく減少している。ここで、プラセボ群の症例数が162例もあるのに対して、ワクチン群の症例数はわずか8例にすぎない。いっぽう、プラセボ群の観察人年（2,222）とワクチン群の観察人年（2,214）は、ほぼ等しい。したがって、発生率の比は、症例数の比8/162 = 0.049にほぼ等しいことが、直感的に理解できるだろう。

　プラセボ群と比べて、ワクチン群では、発生率が0.050倍に減少した。0.050倍に減少したとは、プラセボ群の発生率を100%とすると、ワクチン群の発生率はその5.0%に減少したことを意味する。ワクチンの接種によって、発生率が100%から5.0%に減少したのだから、ワクチンの有効性は100%−5.0% = 95.0%であったと計算できる。前回紹介した論文抄録で報告されている「95%の有効性」という結果は、このように計算されたものだ。

▌評価指標②「重症の疾患」に対する有効性

　では、②「重症の疾患」についてはどうか。この研究では、重症Covid-19に対するワクチンの有効性は、有効性に関する副次的評価指標として位置づけられている。

　論文で報告されているのは、プラセボ群で9例、ワクチン群で1例という、発生率の分子にあたる数値のみである。発生率の分母にあたる2群それぞれの観察人年、発生率、発生率比、さらに発生率比から計算されるワクチンの有効率は報告されていない。

　有効性の主要評価指標である「有症状の疾患」については、発生率の分子、分母、プラセボ群とワクチン群の発生率、発生率比、ワクチンの有効率がすべ

て報告されているのと、対照的だ。

　プラセボ群の9例と比べれば、ワクチン群では1例と、大きく減少したこと
は読み取れる。しかし、発生率・発生率比・ワクチンの有効性の数値を正式に
計算するには、確認した重症疾患の症例数が少なすぎると、論文著者は判断し
たのであろう。じっさい著者らは、この9例と1例という結果について、重症
疾患に対するワクチンの有効性をうかがわせる「予備的な」知見として、控え
めな位置づけをしている。

▍評価指標③「患者の死亡」に対する有効性

　③「患者の死亡」については、ワクチン群で2例、プラセボ群で4例の死亡
が生じたと報告している。しかもこのデータは、ワクチンの「有効性」ではな
く、「安全性」に関する結果のセクションに記述されている。該当する人数が
少なくて確かな評価ができないのは②の「重症の疾患」と同じだ。

　ただし、ワクチン群の死亡（2例）がプラセボ群（4例）より少ないので、ワ
クチン接種により死亡率が下がるという「有効性」をうかがわせるデータだっ
た、というスタンスの報告ではない。

　むしろ逆に、ワクチン群はプラセボ群より死亡が多くならなかったので、ワ
クチン接種により死亡にいたる重篤な有害作用は明確でなかったという、「安
全性」にかかわるデータとして報告されている。

▍評価指標④「無症状のウイルス感染」

　④「無症状のウイルス感染」についてはどうか。無症状のウイルス感染に対
するワクチンの有効性を臨床試験で調べるための、もっともストレートな方法
は、次のような追跡調査を行うことである。

　すなわち、ワクチン群とプラセボ群の双方の対象者に、発熱や倦怠感など
Covid-19に関係する症状があってもなくても、研究に参加する医療機関に定
期的（週に2回など）に受診してもらい、PCR検査を受けてもらう。または、
対象者自身に検体を採取して郵送してもらいPCR検査を行う。こうすれば、

無症状であるにもかかわらず PCR 陽性となり、感染者として診断される者も把握できる。

この場合、有症状の Covid-19 の患者だけではなく、無症状の感染者についても、症例数、観察人年、発生率、発生率比の数値が得られるので、ワクチンの有効性も評価できる。

けれども、今回のファイザー社の臨床試験では、このような調査は行われていない。ワクチン群とプラセボ群合わせて約 40,000 人におよぶ多人数の集団に対して、症状がなくても定期的に医療機関を受診してもらい、PCR 検査を受けてもらうなどするのは、参加者の負担が大きい。

この研究では、発熱や息切れなどの症状を参加者が自覚した時に、医療機関に受診してもらい、PCR 検査を行った。その結果が陽性であれば、「有症状の患者」と診断した。そのためこの研究では、無症状の感染に対するワクチンの有効性を、直接知ることはできない。ファイザー社以外のワクチンのうち、アストラゼネカ社のワクチンの臨床試験などでは、この調査が行われている。

「無症状のウイルス感染」、もうひとつの把握方法

無症状の感染者を把握するもうひとつの方法がある。新型コロナウイルスに感染すると、症状の有無にかかわらず、参加者の体内で各種の抗体が産生される。各種の抗体のなかには、ワクチンを接種すると産生されるものもあれば、ワクチンを接種しても産生されないものもある（SARS-COV2 N-binding 抗体）。

研究の開始から一定期間の追跡調査が経過した時点で、ワクチン群とプラセボ群の双方に対して採血を行い、この抗体を測定する。この抗体が陽性となれば、追跡期間のあいだに感染（有症状と無症状を合わせて）をしていたと判断できる。

この抗体を測定する方法で、ワクチン群とプラセボ群の感染者の総数（有症状 + 無症状）が確認できる。感染者の総数から有症状の感染を除けば、無症状の感染の発生率、発生率比、さらにワクチンの有効性も知ることができる。論文では、今後この調査を行い、結果を将来報告すると述べている。

評価指標⑤「他者への伝播」

　⑤ワクチン接種を受けた人の、「他者への伝播」の予防効果について、論文にはまったく言及がない。この効果を調べるためには、ワクチンの接種を受けた本人だけではなく、本人の周りの近親者に対しても、感染の有無を定期的に調べる必要がある。だが今回の研究では、本人以外の近親者に対する感染の調査は行われていない。そのため、本人以外の他者への感染の伝播がワクチンによって減るか否か、この研究からはまったく情報が得られない。

　この「他者への伝播」に対するワクチンの効果を直接調べる研究が、米国カリフォルニア州立大学サン・ディエゴ校のグループを中心に行われているという[5]。米国の30以上の大学が参加し、健康な18〜26歳の学生約12,000人をランダムに2グループに分ける。第1のグループには、モデルナ社のmRNAワクチンをすぐに接種する。第2のグループには、おなじワクチンを研究終了時（4か月後）に接種する。ふたつのグループともに、参加者本人に対して、感染の有無を毎日検査する。さらに、本人と頻繁に接触する者（おそらく学生寮の同室者などだろう）に対して、感染の有無を週2回検査する。

　4か月の研究期間のあいだで、すぐにワクチン接種を受けた第1のグループにおける、ワクチン接種を受けた本人（介入群）の感染率は、4か月後までワクチン接種を受けない第2のグループに割り当てられた本人（比較群）の感染率より、低くなることが当然期待される。

　さらにくわえて、第1のグループの本人の頻繁接触者の感染率が、第2のグループの本人の頻繁接触者の感染率より低いという結果がもしも出れば、ワクチン接種を受けた本人が感染するリスクが減るだけではなく、本人が周囲の他者に感染を伝播させるリスクも減ったと解釈することができる。

ワクチンの目的は「重症化予防」か？

　ところで、Covid-19のワクチンのおもな目的は「重症化予防」にあるという主張がされることがある。

けれども実際、この「重症化予防」という表現は、ミスリーディングである。もしもかりに「重症化予防」を有効性の評価指標として設定した場合、その分子と分母には、どのようなデータが該当するだろうか。

この点について、ファイザー社ワクチンの NEJM 論文が公表された後に、同誌に寄せられた読者からの批判と、著者による回答を敷衍しながら考えてみよう[6]。

カナダのオタワ大学の研究者は、およそ以下のように批判している。

①今回の研究で観察された「有症状の Covid-19 疾患」の症例数は、ワクチン群が 8 例、プラセボ群が 162 例だった。

②いっぽう、「重症の Covid-19 疾患」の症例数は、ワクチン群が 1 例、プラセボ群が 9 例だった。

③ここで、①の「有症状の Covid-19 疾患」の人数を分母とし、②の「重症の Covid-19 疾患」の人数を分子として、「有症状の Covid-19 疾患」（分母）に占める「重症の Covid-19 疾患」（分子）の割合を計算すると、つぎのようになる。

ワクチン群 = 1 / 8 = 0.125 = 12.5%
プラセボ群 = 9 / 162 = 0.056 = 5.6%

つまり、有症状の疾患に占める重症疾患の割合は、ワクチン群（12.5%）の方がプラセボ群（5.6%）よりも、かえって高い。しかも、2 群の間の割合の差に統計的有意差があるか否かを独自に計算したところ、P<0.001 と有意差があった（カイ二乗検定による 2 群の間の比率の差の検定）。したがって、ファイザー社のワクチンが重症の Covid-19 疾患を予防するという結論を、今回のデータは支持するものではない。

ファイザー社研究者の反論

この批判をどう思われるだろうか。

もとの論文の著者らの一部であるファイザー社の研究者 3 人は、この批判に

対して、およそ次のような回答をしている。

　重症疾患の予防に対するワクチンの有効性を評価する場合、指標の分子に上記②の「重症の Covid-19 疾患」の人数を用いることには同意する。けれども、指標の分母として、上記①の「有症状の Covid-19 疾患」の人数を用いることは、正しくない。

　ワクチン接種により、有症状の疾患が減少すれば、その一環として、有症状かつ重症の疾患も減少する。プラセボ群とワクチン群の有症状の患者の人数の差（162 例と 8 例）には、ワクチンの効果がすでに織り込まれている。この有症状の疾患の人数を分母にすると、ワクチンの効果の一部（有症状の疾患の減少）を無視することになる。

　適切なのは、分母として、ワクチン群とプラセボ群それぞれの観察人年を用いることである。この場合、もとの論文で、有効性の主要評価指標である「有症状の Covid-19 疾患」に対するワクチンの有効性を算出したのと同じ方法で、「重症の Covid-19 疾患」に対して、つぎの数値を計算することになる。ワクチン群とプラセボ群それぞれの重症疾患の発生率（症例数／観察人年）、発生率比（ワクチン群の発生率／プラセボ群の発生率）、ワクチンの有効性（100% ×（1 − 発生率比））。

　この方法を用いて重症の Covid-19 疾患に対するワクチンの有効率をあらためて計算すると、88.9％（95％信頼区間、20.1%−99.7%）となり、重症疾患に対するワクチンの有効性を示す結果だったと報告している。

正反対の解釈

　ふたつの主張を**図表 1-3** に整理してみよう。

　指標の選び方により、正反対の結論が導かれている。どちらが適切だろうか。

　オタワ大学の研究者が主張する指標は、分子は「患者」の人数（重症の Covid-19 疾患の症例数）、分母も「患者」の人数である（有症状の Covid-19 疾患の症例数）。いっぽう、ファイザー社の研究者が主張する指標は、分子はおなじく「患者」の人数（重症の Covid-19 疾患の症例数）だが、分母は観察人年である。この観察人年には、「患者」だけではなく、ワクチン群やプラセボ群の

論者	分子	分母	指標	ワクチンによる重症疾患の予防効果
オタワ大学研究者（論文の読者）	重症疾患の症例数	有症状の疾患の症例数	ワクチン群 12.5%プラセボ群 5.6%	なし
ファイザー社研究者（論文の著者）	重症疾患の症例数	観察人年	ワクチン有効率 88.9%	あり

図表 1-3　ファイザー社ワクチンの重症疾患の予防効果に対するふたつの解釈

「集団」全体の経験が織り込まれる。

　たとえばワクチン群であれば、ワクチンを接種した対象者が、その後に重症や有症状の「患者」になるか、「無症状の感染者」になるか、患者にも感染者にもならずに「健常者」のまま経過するかは、ワクチンを接種した時点ではわからない。これらを明らかにするためには、ワクチン群の「集団」全体を対象に、追跡調査を行うことが必要になる。その結果が、観察人年という形で要約されているわけだ。

　したがって、ワクチンによる重症疾患の予防効果を評価する際には、オタワ大学の研究者が主張するような、「患者」を分母とする評価指標を用いることは適切ではない。ファイザー社の研究者が主張するような、「集団」全体の経験を反映する観察人年を分母とする評価指標を用いることが適切だと、いっぱんに考えられている。

ミスリーディングな「重症化予防」

　ここであらためて、「重症化予防」について考えてみよう。

　「重症化予防」と聞いた場合、上記のふたつの指標のどちらをイメージするだろうか。

　ワクチンが重症「化」を予防すると聞けば、かりに「患者」が Covid-19 を発症した場合でも、あらかじめワクチンを接種していれば、入院や人工呼吸器が必要になる状況を防ぐことができる。という状況が頭に浮かぶのではないだろうか。

この状況は、分母は「患者」、分子も「患者」なので、オタワ大学の研究者が主張する指標を、無意識のうちに採用していることになる。「ワクチンを接種しても、無症状の感染者や、有症状の患者そのものが減ることはあまり期待できない。せいぜい期待できるのは、症状が出て患者になったとしても、症状が重症になって（「重症化」して）、入院や人工呼吸器が必要になる患者が減るくらいのことだ」こうした理解につながるだろう。

　すでに述べたように、ワクチンの目的に対するこうした理解は適切ではない。ワクチンを接種した「集団」全体の中で、重症疾患が減少するか否かを問題にすることの方が、的を射ている。

　したがって、ワクチンによる「重症化」予防または重症「化」予防という表現は、ワクチンの有効性について的外れなイメージを喚起する点で、ミスリーディングである。「重症疾患の発症予防」と表現した方が、誤解は少ないだろう。

研究の意義

　ここまで、ファイザー社・ビオンテック社が開発した、mRNA ワクチンの安全性と有効性を評価したランダム化比較対照試験について解説した。新型コロナウイルスの遺伝子配列が明らかにされてから、わずか 11 か月足らずでワクチンの実用化に成功した。

　エイズの原因である HIV ウイルスや、C 型肝炎ウイルスは、はるか以前から存在が知られ遺伝子配列もわかっているにもかかわらず、ワクチンの開発にはいまだ成功していない。それと比べると、今回のワクチンの実用化が、いかに大きな科学的達成だったかがわかる。

　mRNA ワクチンというテクノロジーも、これまでに採用されたことのない革命的なものだった。ワクチンの有効率も、有症状の Covid-19 に対して 95％ときわめて大きかった。有効性の評価を、数ある研究デザインのなかでもっとも信頼性の高いランダム化比較対照試験の方法で行った点も重要だ。

研究の限界

　いっぽう、研究には限界もある。

　ワクチンの有効性を評価するいくつもの指標のうち、それなりの症例数で評価できたのは、有症状の Covid-19 に対する有効性だけだ。重症の Covid-19 に対する予防効果は、結論を出せるほど十分な症例数が、追跡調査の期間中には生じなかった。

　無症状の感染に対する有効性については、データじたいが報告されていない。ワクチンを受けた人が感染した場合に、他者への感染の伝播が減少するか否かについては、データが報告されていないだけではなく、今回の研究ではそもそも評価できない設計になっている。

　対象者の追跡期間は最長で約 4 か月と短く、ワクチンの長期の安全性はわからず、有効性がどの程度の期間持続するのかもわからない。約 40,000 人という多人数を対象としているものの、たとえば 100 万人に 1 人程度のまれな副作用については、この対象者の集団をかりに長期間追跡したとしても明らかにはならない。

　対象者に含まれなかった 16 歳未満の小児や、ほとんど対象者に含まれなかった妊婦に対する安全性や有効性も、この研究からはわからない。

　けっきょく、この研究が、どれだけ質の高い研究方法で行われ、その結果がドラマチックだったとしても、この研究ひとつですべてが明らかになったわけでは、まったくない。

　むしろ、今回のドラマチックな結果を受けて、あらたな疑問や課題がたくさん生じることになった。そうした疑問や課題の答えを出すために、さらに新しい研究が行われ、データが報告され、議論が行われる。そのプロセスを通して、研究が進歩してゆくのである。

《引用文献》

[1] Polack FP, Thomas SJ, Kitchin N, et al. Safety and efficacy of the BNT162b2 mRNA Covid-19 vaccine. N Engl J Med 2020; 383: 2603-2615. https://www.nejm.org/doi/10.1056/NEJMoa2034577

[2] Polack FP, Thomas SJ, Kitchin N, et al. Safety and efficacy of the BNT162b2 mRNA Covid-19

vaccine. N Engl J Med 2020; 383: 2603-2615.（PDF）https://www.nejm.org/doi/pdf/10.1056/NEJMoa2034577

[3] Polack FP, Thomas SJ, Kitchin N, et al. Safety and efficacy of the BNT162b2 mRNA Covid-19 vaccine. N Engl J Med 2020; 383: 2603-2615.（日本語抄録）https://www.nejm.jp/abstract/vol383.p2603

[4] Rubin EJ, Longo DL. SARS-CoV-2 vaccination: an ounce（actually, much less）of prevention. N Engl J Med 2020; 383: 2677-2678. https://www.nejm.org/doi/full/10.1056/NEJMe2034717

[5] Ledford H. Six months of COVID vaccines: what 1.7 billion doses have taught scientists. Nature 2021; 594: 164-167. https://www.nature.com/articles/d41586-021-01505-x

[6] Skowronski DM, De Serres G. Safety and efficacy of the BNT162b2 mRNA Covid-19 vaccine. N Engl J Med 2021; 384: 1576-1578. https://www.nejm.org/doi/full/10.1056/NEJMc2036242

2 後向きコホート研究

リアルワールドエビデンスの「マジック」──イスラエルの集団接種

イスラエルの集団接種のデータ

　応用編1で、ファイザー社ワクチンの有効性と安全性を評価したランダム化比較対照試験の論文を紹介した。『ニュー・イングランド・ジャーナル・オブ・メディシン』（NEJM）に掲載されたこの論文に示された結果を根拠に、世界各国の規制当局が同社ワクチンの緊急使用を承認していった。

　このワクチンは、開発段階で行われた臨床試験の一環として、研究対象者に投与されるフェーズにとどまらず、各国のCovid-19対策の一環として、一般集団に対する接種も始められた。その先鞭をつけた国のひとつが、イスラエルである。ベンヤミン・ネタニヤフ首相（当時）がファイザー社社長に17回も直談判を行い、イスラエルの一般集団に接種した場合の有効性や安全性に関するデータを提供することを交換条件に、他国に先んじて大量のワクチンを購入し確保することに成功したのだ[1]。

　イスラエル国民に対するファイザー社ワクチンの集団接種は、2020年12月20日に開始。2021年2月1日まで、初期の約6週間の接種データをもとに、ワクチンの有効性を評価した論文が、2021年2月24日にNEJMにオンライン公開された[2]。プリント版は、2021年4月15日の同誌に掲載されている。まずは抄録を見ながら、論文の概要を紹介しよう。

　なお、論文の英語原文は、NEJMのサイトから閲覧とダウンロードができる。また、論文の抄録の日本語訳も、NEJM日本国内版を出版する南江堂のサイトに掲載されている[3]。

抄録でみる論文の概要

　抄録は、「背景」「方法」「結果」「結論」の4セクションからなる。抄録の記述を補足しながら、順番に見ていこう。

背景：新型コロナウイルス感染症（Covid-19）のワクチンの集団接種が世界中で開始された。臨床試験の状況とは異なる、実際の集団接種の状況におけるワクチンの有効性を、さまざまな集団（性別・年代別・基礎疾患の有無別など）で、各種の評価指標（有症状の疾患・入院・重症疾患・死亡など）について、評価する必要がある。イスラエルで最大の医療提供組織のデータベースを用いて、ファイザー社 mRNA ワクチン BNT162b2 の、実際的な状況下における有効性を評価した。

方法：2020年12月20日〜2021年2月1日の期間のワクチン接種者の全員を曝露群として設定し、おなじ人数の未接種者を比較群として設定した。この際、曝露群の1人に対して、人口統計学的特性（性別・年齢・居住地など）や臨床的特性（基礎疾患の数・妊娠の有無・過去のインフルエンザ予防接種の回数など）をマッチさせた（そろえた）比較群を1人選び出した。ワクチンの有効性の評価指標は、PCR 検査で確認された重症急性呼吸器症候群コロナウイルス2（SARS-CoV-2）感染（無症状と有症状を含む）、有症状の Covid-19、Covid-19 による入院、重症の Covid-19、Covid-19 による死亡とした。それぞれの評価指標に対するワクチンの有効率は、1からリスク比を引いた値として推定した。

結果：研究対象者の人数は、ワクチン接種を受けた曝露群が596,618人、ワクチン接種を受けていない比較群もおなじ596,618人だった。1回目の接種後14-20日目の時点と、2回目の接種後7日以上経過した時点での、各種の評価指標に対するワクチンの有効率の推定値は、下記の通り。

　　・PCR 検査で確認された感染（無症状と有症状を含む）に対して、46%（95% 信頼区間 [CI]、40%−51%）と 92%（95% CI、88%−95%）。

　　・有症状の Covid-19 に対して、57%（95%CI、50%−63%）と 94%（95%CI、87%−98%）。

・Covid-19 による入院に対して、74%（95%CI、56%－86%）と 87%（95%CI、55%－100%）。
・重症の Covid-19 に対して、62%（95%CI、39%－80%）と 92%（95%CI、75%－100%）。
・Covid-19 による死亡に対する有効率の推定値は、1 回目の接種後 14－20 日目の時点で 72%（95% CI、19%－100%）。

PCR 検査で確認された感染（無症状と有症状を含む）と有症状の Covid-19 に対する有効率は、対象者の年齢による差はなかったものの、基礎疾患（肥満や糖尿病など）が複数ある対象者ではわずかに低い可能性があった。

結論：イスラエルにおける全国規模の集団接種という状況下で実施したこの研究から、ファイザー社 mRNA ワクチン BNT162b2 は、Covid-19 に関するさまざまな評価指標に対して有効であることを示唆している。今回の結果は、先行のランダム化比較対照試験の結果と一致するものである。

この研究は、「後向きコホート研究」（基礎編 11 参照）という研究デザインを採用して行われている（**図表 2-1**）。今回の論文全体の概要と調査の流れを、研究デザインの構成要素（部品）ごとに整理して、**図表 2-2** に示す。

「効能」（efficacy）と「効果」（effectiveness）、ふたつの有効性

ワクチンに限らず、治療法や予防法の「有効性」という場合、疫学的には、**「効能」**（efficacy）と**「効果」**（effectiveness）のふたつに区別される。「効能」は、**「理想的な状況における有効性」**をいう。いっぽうの「効果」は、**「実際的な状況における有効性」**をいう。

応用編 1 で解説したファイザー社 mRNA ワクチンのランダム化比較対照試験は、同社が米国食品医薬品局（FDA）に緊急使用承認を申請する際に提出するデータを産み出す目的で行われた。そのため、ランダム化比較対照試験の研究デザインを採用し、データの収集や研究の実務的なプロセスも、研究者がコントロールしながら実施している。こうした研究で明らかにされるのが、「理想的な状況における有効性」つまり「効能」である。

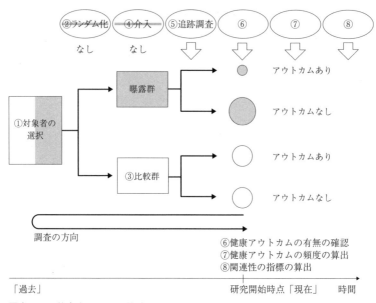

図表 2-1　後向きコホート研究のシェーマ

　これに対して、「効果」を評価した研究の例が、今回、イスラエルで行われた後向きコホート研究である。すでに認可されたファイザー社 mRNA ワクチンを使って、全国的な集団接種を行った際の状況を評価している。ランダム化により対象者を介入群と対照群に分けることは現実的ではないので行われていない。データを収集するのも、ワクチン接種などの実務的なプロセスをコントロールするのも、研究者以外の組織に依存している（後述）。こうした研究で明らかにされるのが、「実際的な状況における有効性」つまり「効果」である。

　今回の論文の第1の意義は、ファイザー社ワクチンについて、イスラエル全国の集団接種という「実際的な状況における有効性」つまり「効果」を評価している点にある。

　以下では、そのつど「効能」「効果」を区別せずに「有効性」という表記をするが、今回のイスラエルの研究で評価している「有効性」は、「効能」ではなく「効果」に該当することに留意していただきたい。

研究デザイン：後向きコホート研究		
① 対象者の選択	○	イスラエル最大の健康保険組合の加入者（加入者総数は全人口の53%にあたる470万人）。 適格基準：16歳以上、PCR検査で新型コロナウイルス陽性の既往なし、健康保険組合に直近12ヶ月間加入。 除外基準：医療従事者や高齢者施設居住者など、同一集団の中でもワクチン接種と感染の確率に大差がある可能性のある集団。
② ランダム化	×	ランダム化は実施せず。
③ 対照群または比較群	○	曝露群（ワクチン接種群）と比較群（ワクチン未接種群）を設定。 曝露群：全国的な集団接種に参加して、自発的にワクチン接種を受けた集団。596,618人。 比較群：全国的な集団接種に参加せず、自発的にワクチン接種を受けなかった集団。596,618人。 曝露群1人に対して、次の要因をマッチさせた比較群1人を選択：性別・年齢・民族・居住地・過去5年間のインフルエンザワクチンの接種回数・妊娠の有無・Covid-19重症化のリスクを高める基礎疾患と危険因子の個数（喫煙・肥満・糖尿病・高血圧など）。
④ 介入	×	研究者による意図的な介入としてのワクチン投与は実施せず。
⑤ 追跡調査	○	「過去」から「現在」への後向きの追跡調査を実施。対象者の基本情報（性別・年齢・居住地・喫煙・肥満・基礎疾患など）は、1990年1月1日以降に電子カルテに入力された情報を使用。ワクチンの接種期間は、2020年12月20日—2021年2月1日。新型コロナウイルスの感染・Covid-19の発症・入院・死亡などの追跡期間も、2020年12月20日—2021年2月1日。ワクチンと感染・発症・入院・死亡などの情報は、イスラエル保健省から毎日転送。
⑥ 健康アウトカムの有無の確認	○	5つの評価指標を設定。 ①PCR検査で確認された新型コロナウイルスへの感染（有症状と無症状含む）、②有症状のCovid-19の発症、③Covid-19による入院、④重症Covid-19の発症、⑤Covid-19による死亡。 それぞれの評価指標ごとに、3つの観察期間を設定。 ①1回目の接種から14-20日後、②1回目の接種から21-27日後（1回目の接種の21日後に2回目の接種を予定）、③2回目の接種から7日後以降で追跡期間の最後（2021年2月1日）まで。
⑦ 健康アウトカムの頻度の算出	○	累積罹患率（リスク） 曝露群（ワクチン接種群）比較群（ワクチン未接種群）のそれぞれで算出。 5つの評価指標について、3つの観察期間ごとに算出。 具体的な数値の報告はなし。
⑧ 関連性の指標の算出	○	ワクチンの有効率（%）＝100%×（1－リスク比）。リスク比＝曝露群のリスク／比較群のリスク。 5つの評価指標に関する、2回目の接種から7日後以降の観察期間におけるワクチン有効率（95%信頼区間）。 **①PCR検査で確認された新型コロナウイルスへの感染＝92%（88%－95%）。** ②有症状のCovid-19の発症＝94%（87%－98%）。 ③Covid-19による入院＝87%（55%－100%）。 ④重症Covid-19の発症＝92%（75%－100%）。 ⑤Covid-19による死亡＝84%（44%－100%）。 （⑤は、1回目の接種から21-27日後の観察期間におけるワクチンの有効率）

図表2-2　ファイザー社ワクチン・イスラエルの後向きコホート研究の論文の概要

イスラエルの医療と Covid-19 情報管理の「リアルワールド」

　ここで、イスラエル国民がファイザー社ワクチンの接種を受ける実際的な状況、つまり「リアルワールド」のイメージをつかむために、イスラエルの医療提供体制と Covid-19 関連の情報管理について、論文の追加資料の記述を参考にしながら触れておこう [4]。

　1995 年以来、イスラエル国民は、健康保険への加入が義務づけられている。国内には 4 つの健康保険組合（"health funds" と呼ばれる）が存在し、国民はそのうちのひとつを選んで加入する。これらの健康保険組合が、加入者に対して、Covid-19 のワクチン接種を行う。くわえて、Covid-19 以外の一般の疾患（がん・脳卒中・糖尿病・高血圧など）に対する診療も行っている。今回の論文のデータを提供したクラリット・ヘルス・サービス（Clalit Health Services）は、4 つの健康保険組合のひとつで、最大の組織であり、イスラエル国民の 53％にあたる 470 万人が加入している。

　イスラエルは、2000 年以来、電子カルテをはじめとする医療情報のデジタル化を進めてきた。クラリット・ヘルス・サービスでは、加入者の外来診療や入院診療、薬物処方、血液などの臨床検査、X 線をはじめとする画像診断など、各種の診療情報がリンクされ一元的なデータとして解析できるシステムが構築されている。このシステムを活用して、今回のような研究目的でのデータ解析もできる。

　いっぽう Covid-19 関連のデータは、パンデミックが発生して以来、イスラエル保健省（the Israeli Ministry of Health）が一元的に中央管理をしている。対象となる情報は、PCR 検査、ワクチン接種、Covid-19 患者の入院、入院中の患者の毎日の容態、Covid-19 関連死亡などである。イスラエル保健省は、4 つの健康保険組合に対して、これらのデータを毎日転送する。

　クラリット・ヘルス・サービスは、自前で構築した情報システムから得られる、加入者全員の基本データ（氏名・生年月日・性別・住所・民族・基礎疾患や喫煙などの危険因子・過去のインフルエンザ予防接種歴など）と、イスラエル保健省から毎日転送される、加入者全員の最新の Covid-19 関連データ（PCR 検査

の実施日と検査結果・ワクチン接種の有無と接種日・Covid-19 の発症・入院・死亡などの健康アウトカム）を、リアルタイムでリンクさせて研究のために活用できる体制にあるのである。

　クラリット・ヘルス・サービスが 20 年かけて構築した統合的な情報システムと、イスラエル保健省が毎日転送する Covid-19 関連データの「まれなコンビネーション」（論文著者）により、今回のような「リアルワールド」でのワクチンの評価が可能になった。

大規模なデータ

　研究の第 2 の意義である、研究の規模の大きさについて述べる。今回の研究と、応用編 1 で解説したランダム化比較対照試験との人数の違いを見てほしい（**図表 2-3**）。

　ふたつの研究の人数の違いは、一目瞭然だ。ランダム化比較対照試験（A）の人数と比べて、今回の研究（B）は、対象者は 27.5 倍、有症状の Covid-19 患者は 35.3 倍、重症の Covid-19 患者は 22.9 倍と、圧倒的に多い。Covid-19 による死亡数も、0 人と 41 人の差がある。

　ランダム化比較対照試験では、ワクチンの有効性に関する主要評価指標は、「有症状の Covid-19 患者」（170 人）に対する有効率だった。「重症の Covid-19 患者」の人数は 10 人（ワクチン投与群 1 人、プラセボ投与群 9 人）と少ないためあくまで参考値で、「Covid-19 による死亡」は 0 人だった。

　ところが今回の研究では、「有症状の Covid-19 患者」（5,996 人）、「重症の Covid-19 患者」（229 人）、「Covid-19 による死亡」（41 人）と、桁違いに多い。そのため、「有症状の Covid-19 患者」にとどまらず、入院・重症・死亡を含むさまざまな健康アウトカム（結果）に対して、ワクチンの有効性を評価することが可能となったのである。

サブグループの有効性

研究の対象者の人数が多く、有症状の Covid-19 などのアウトカムの症例数

	ランダム化比較対照試験(A)	後向きコホート研究(B)	B／A
対象者の人数	43,448 人	1,193,236 人	27.5
	ワクチン投与群：21,720 人	ワクチン接種群：596,618 人	
	プラセボ投与群：21,728 人	ワクチン未接種群：596,618 人	
PCR 検査で確認した感染者数	報告なし	10,560 人	—
有症状の Covid-19 患者数	170 人	5,996 人	35.3
入院した Covid-19 患者数	報告なし	369 人	—
重症の Covid-19 患者数	10 人	229 人	22.9
Covid-19 による死亡数	0 人	41 人	∞

図表 2-3　ファイザー社ワクチンの評価に関するふたつの研究の人数の比較

も多い。そうすると、男女や全年代を合わせた対象者全体でのワクチンの有効性を評価できるだけではない。さらに、対象者を性別・年代別・基礎疾患や危険因子の個数別に分けて、それぞれのサブグループ（部分集団）ごとのワクチンの有効性を評価することも可能になる。

　たとえば、今回の研究におけるワクチン接種群の人数は 596,618 人だった。このうち男性は 298,559 人、女性は 298,059 人。どちらも約 30 万人におよぶ。ワクチン接種群の 1 人に対して、性別などをマッチさせたワクチン未接種群を 1 人選びだしている。そのため、ワクチン未接種群の人数は、ワクチン接種群の人数とぴったり一致する。男性なら、ワクチン接種群が 298,559 人、ワクチン未接種群も 298,559 人。2 群を合わせると約 60 万人におよぶ。女性もやはり、2 群を合わせると約 60 万人におよぶ。これだけの人数がいれば、対象者を男女別に分けてワクチンの有効率を算出することができる。

　今回の研究で検討した 5 つの評価指標（① PCR 検査で確認された重症急性呼吸器症候群コロナウイルス 2（SARS-CoV-2）感染（無症状と有症状を含む）、②有症状の Covid-19、③ Covid-19 による入院、④重症の Covid-19、⑤ Covid-19 による死亡）のうち、②にあたる有症状の Covid-19 の発症に対するワクチンの有効率（2 回目のワクチン接種から 7 日後以降の観察期間）は、対象者全体では 94％だった。有効率をサブグループごとに算出すると、男性では 88％、女性では 96％にのぼった。

　年代別に有効率をみると、16―39 歳では 99％、40―69 歳では 90％、70 歳

以上では98％だった。つまり、誤差による変動を考慮すれば、ワクチンの有効率は3つの年代で同程度である。インフルエンザワクチンなどでは、高齢者で有効率が低下する傾向が認められることもあるが、今回はそのような傾向を認めなかった。

　Covid-19を重症化させる基礎疾患（高血圧など）や危険因子（喫煙など）の個数別にワクチンの有効率をみると、これらが0個の集団では93％、1-2個の集団では95％、3個以上の集団では89％だった。つまり、0個や1-2個の集団と比べて、3個以上の集団では、ワクチンの有効率が低下する傾向がみられた。

　ファイザー社ワクチンの先のランダム化比較対照試験の論文でも、対象者全体だけではなく、男女別や年代別のサブグループについても、有症状のCovid-19に対するワクチンの有効率を、いちおう報告してはいる。ただし、健康アウトカム（有症状のCovid-19）の症例数は、対象者全体でも、介入群（ワクチン投与群）が8例、対照群（プラセボ群）が162例と少ない。この症例数を、性別や年代別で分けるとどうなるか。男性では、介入群と対照群で3例と81例。女性では、5例と81例。16—55歳では5例と114例、56歳以上では3例と48例と、さらに少ない。

　結果としては、ワクチンの有効率は性別や年代により大きく変わらなかった。ただし、少ない症例数に基づいて性別・年代別の有効率を計算しているため、データの誤差は大きい。これに対して、今回のイスラエルの論文では、より多くの症例数に基づいて性別・年代別などのワクチン有効率を計算している。そのため、データにおよぼす誤差の影響も、より小さくなる。

後向きコホート研究の問題点

　ここまで、今回のイスラエル論文の意義について説明した。つづいて、研究の問題点について考察する。

　この研究の最大の問題といえるのは、「後向きコホート研究」という研究デザインを採用している点である。後向きコホート研究は、ランダム化比較対照試験と比べて結果の信頼性がはるかに劣ると、いっぱんに考えられている。たとえ多数の対象者を集めてリアルワールドのエビデンスを産み出したところで、

その結果の信頼性が低ければ意味はない。

それでは、一般的には質の低い研究デザインと考えられている後向きコホート研究の論文が、世界最高のインパクトを誇る NEJM に、なぜ掲載されたのか。この点はのちほど解説しよう。ここではまず、この論文が後向きコホート研究の研究デザインを採用していることで、とくに重大な問題が生じる可能性のあるポイントを、ふたつ指摘する。

第1は、ワクチン接種群（曝露群）とワクチン未接種群（比較群）とのあいだの、特性の差である。先に取り上げたファイザー社ワクチンのランダム化比較対照試験では、ランダム化の方法を用いて対象者をワクチン投与群（介入群）とプラセボ投与群（対照群）にグループ分けした。ランダム化では、サイコロの目を振って偶数が出ればワクチン投与群に割り振り、奇数が出ればプラセボ投与群に割り振るのと同等の方法で、対象者を2グループに分ける。その結果、性別・年齢・民族・肥満者などの特性の分布は、ふたつのグループでよく一致していた。そのため、新型コロナウイルスに感染したり有症状の Covid-19 に罹患したりする、もともとのリスクも、ふたつのグループで差がないと想定することが可能だった。

ところが今回の後向きコホート研究では、ランダム化によるグループ分けを行っていない。では、どのようにグループ分けをしているか。イスラエルで実施された全国的な集団接種に参加して、自発的にワクチン接種を受けた集団を、「ワクチン接種群」（曝露群）に分類した。いっぽう、集団接種に参加せず、自発的にワクチン接種を受なかった集団を、「ワクチン未接種群」（比較群）に分類している。

■ ワクチン「接種群」と「未接種群」の比較の問題

個人の自発的な意思に基づくワクチン接種の有無によってグループ分けをすると、どのような事態が生じうるか。たとえば、健康状態が悪く免疫力が低い人は、もともと感染や Covid-19 罹患のリスクが高いとする。この人たちは、自分が感染したり Covid-19 に罹患したりすることを心配して、自発的にワクチン接種を受ける傾向が強いだろう。この場合、もともとリスクの高い人たち

が、自発的にワクチン接種を受ける集団（曝露群）に占める割合は高くなると同時に、もともとリスクの高い人たちが、自発的にワクチン接種を受けない集団（比較群）に占める割合が低くなると想定される。その結果、もともとの感染や発症のリスクが、ワクチン接種群で高く、ワクチン未接種群で低いという事態が生じうる。

　もともとリスクの高い集団が自発的にワクチンを接種し、もともとリスクの低い集団が自発的にワクチンを接種しなければ、感染やCovid-19の発症は、ワクチンを接種した集団で偏って多く、ワクチンを接種しない集団で偏って少なくなる。結果的に、ワクチンの有効性を実際以上に過小評価するような、偏った研究結果になることが想像できる。逆に、もともとリスクの低い集団（若年者など）が自発的にワクチンを接種し、もともとリスクの高い集団（高年者など）が自発的にワクチンを接種しなければ、感染やCovid-19の発症は、ワクチンを接種した集団で偏って少なく、ワクチンを接種しない集団で偏って多くなる。結果的に、ワクチンの有効性を実際以上に過大評価するような、偏った研究結果になることが想定できる。つまり、いずれの場合も、「交絡」（基礎編7参照）の影響を受けることになる。

　ランダム化比較対照試験で設定される介入群と対照群では、2グループのあいだで、もともとのリスクに差がないと想定できる。そのため、介入群に投与するワクチンの有効性について、過小評価や過大評価のない、偏りのないデータを得ることが期待できる。ところが、後向きコホート研究で設定される曝露群と比較群は、2グループのあいだで、もともとのリスクに差があるような事態が十分に想定できる。そのため、曝露群が接種したワクチンの有効性について、実際以上に過小評価や過大評価をした、偏った結果になる危険性がある。

過去のデータを事後的に収集、解析に利用

　ここまで、後向きコホート研究という研究デザインの第1の問題である、曝露群と比較群の特性の差がおよぼす影響について説明した。

　後向きコホート研究の第2の問題は、研究を開始する前にすでに存在したデータを、過去にさかのぼって、研究目的で事後的に収集する点にある。「研究

を開始する前にすでに存在したデータ」の具体的例としては、通常の診療のために電子カルテに入力されていた情報などがある。

　元来これらの情報は、研究に活用することを念頭に置いて、収集されたり入力されたりしたわけではない。そのため、研究のために必要なデータの欠損が多く、たとえば喫煙状態や肥満度などの基本的なデータが入力されていない対象者が多い事態も生じうる。また、データは存在してもその信頼性が十分かどうかわからないこともある。たとえば、PCR検査に関するデータ（検査の実施の有無・検査した日・検査結果が陽性か陰性かなど）について、対象者がさまざまな医療機関や場所で検査を受けていれば、統一的なフォーマットでデータが収集され入力されているとは限らない。

　研究目的で使用することを念頭に置かずに、通常の診療のために収集し入力されていたデータには、このような問題が存在する場合がある。データの質が不十分であれば、そのデータを使って行うデータ解析の結果も、信頼性に疑問が生じる。後向きコホート研究では、研究以外の目的で過去に集められていた情報を、事後的に研究目的に転用してデータ解析を行う。そのため、データの信頼性とデータ解析の結果の信頼性に制約が生じかねない。

▍世界の疫学トップによる「マジック」

　ここまで、後向きコホート研究という研究デザインに内在する問題点を2点説明した。ただし、説明した問題点はあくまで一般論である。これらの問題点にどのように対処するかにより、おなじ後向きコホート研究であっても、相対的な結果の信頼性は変わってくる。

　それでは、今回の論文は、これらの問題点にどう対処したのだろうか。その詳細はすぐ後で解説するが、筆者はこの論文を読んだときに、とくに第1の問題点（グループ間の特性の差）に対する対応の緻密さとクレバーさに、すっかり驚いてしまった。

　さらに驚いたのは、ワクチンの有効性に関する解析結果も、先行のランダム化比較対照試験の結果とほとんど一致していたことである。すなわち、2回目の接種から7日目以降の、有症状のCovid-19に対するワクチンの有効率は、

ランダム化比較対照試験では95％、今回の後向きコホート研究では94％。同一の数値といってもよいほどだ。

　信頼性が相対的に低いといっぱんに考えられている後向きコホート研究であるにもかかわらず、もっとも信頼性の高いランダム化比較対照試験に匹敵するデータを産み出したのである。もともと質の低いデータを操作して、見かけをよくしたわけではない。緻密でクレバーな対応により、解析データの質そのものを改善したのだ。

　「これはマジックだ」

　そう感じた。

　このマジックを演出したのは、論文の著者のひとりで、ハーバード大学公衆衛生大学院の疫学教授のミゲル・エルナン（Miguel A. Hernán）であろう。この論文には10人の著者がいて、それぞれの著者が果たした役割が、論文の追加資料に記されている[5]。エルナン教授は、他の著者とともに、この研究を着想し（conceived）、研究計画を策定し（designed）、さらに論文原稿を執筆した（wrote the manuscript）という。つまり、この研究じたいを着想してグランドデザインを描いた、アーキテクトのひとりとして貢献している。

▍目標とするランダム化比較対照試験を模倣する！

　エルナン教授は、疫学の歴史に名を残すような、大きな理論的業績を挙げてきた。もっとも重要な業績をひとことで言うと、「**因果推論**の方法論を、哲学的な基礎づけ（反実仮想、counterfactuals）にさかのぼりながら、具体的な研究計画やデータ解析に活用できるような形で体系化した」ことだ。「因果推論」とは、「原因」と想定される要因（たとえばワクチン接種）と「結果」と想定される要因（たとえばCovid-19発症の減少）との関連性が、ほんとうに原因と結果の関係として成立しているか否かを吟味し評価することをいう。疫学の中心問題ともいえる、基本的で大きな課題である。

　原因と想定される要因（ワクチン接種）と、結果と想定される要因（Covid-19の発症の減少）との因果関係を評価する際には、ランダム化比較対照試験が最良の方法とエルナン教授も考える。いっぽう、今回の後向きコホート研究のよ

うに、ランダム化を行わない研究デザインによって、因果関係の評価を試みる際には、どうすればよいか。

　この場合、教授は次のように提言する。かりにランダム化比較対照試験を実施するとしたらどのような研究になるか、まずはその詳細を具体的に明らかにする（対象者の選択基準や除外基準・治療法や予防法の割り当て・追跡調査の方法や期間・アウトカムの定義や確認方法・データ解析の方針など）。

　そのうえで、いわばこの**目標とするランダム化比較対照試験の模倣**（emulation）をして、できるだけ近づけるような形で、ランダム化を行わない研究デザイン（後向きコホート研究など）の計画を立て、データを集め、解析を行う。このプロセスを通して、後向きコホート研究のような研究デザインでも、因果関係の評価にあたり、より質が高く信頼性の高い結果が得られる可能性が出てくることになる[6]。

　イスラエルのワクチンに関する今回の後向きコホート研究は、目標とするランダム化比較対照試験を模倣することで結果の信頼性を高めるという、エルナン教授の提言がそのまま活かされている。以下、具体的に解説しよう。

厳格なマッチングはいかになされたか

　すでに述べたように、後向きコホート研究では、ランダム化を行ってワクチン投与群とプラセボ投与群にグループ分けするのではなく、対象者が自発的にワクチンを受けたか否かに基づき、ワクチン接種群とワクチン未接種群にグループ分けする。そのため、ワクチン接種群とワクチン未接種群のあいだの特性の差（もともとの感染リスクや発症リスクの差）により、ワクチンの有効性を実際以上に過大評価したり過小評価したりして、偏った結果になってしまう懸念がつねにある。この交絡が、後向きコホート研究など、ランダム化を行わない研究の、最大の弱点だ。

　この懸念に対処するため、今回の論文では、①ひじょうに厳格な「マッチング」と、②きわめて独創的な「対象者の特性制限」という、ふたつの措置が取られている（どちらも基礎編7参照）。その結果、ワクチン接種群とワクチン未接種群との特性が、よくそろった状態を創り出している。

まず、マッチングについて説明しよう。今回の研究では、ワクチン接種群に属する対象者1人に対して、この対象者と特性の似た1人を、ワクチンを受けていない集団の中から捜して選び出し、ワクチン未接種群に登録した。ふたつのグループの人数がまったく同一なのは（いずれも596,618人）、このように1：1の比でワクチン接種者と未接種者のマッチングを行ったためである。

　マッチングの際に使用した対象者の特性に関わる要因は、つぎの7項目だ。①性別、②年齢（2歳きざみの階層）、③居住地（小さな町や街区のレベルで一致）、④民族（一般のユダヤ系・アラブ系・保守派ユダヤ教徒）、⑤過去5年間のインフルエンザワクチンの接種回数（0回/1-2回/3-4回/5回以上）、⑥妊娠の有無、⑦Covid-19重症化のリスクを高める基礎疾患と危険因子（糖尿病・高血圧・喫煙・肥満など）の個数（0個/1個/2個/3個/4個以上）。

　論文の著者らが挙げているマッチングの一例を紹介しよう[7]。たとえば、ワクチンの接種を受けた1人が、つぎのような人物だったとする。

　　76歳、保守派ユダヤ教徒、男性、ある街区に居住、インフルエンザワクチンを過去5年間で4回接種、基礎疾患と危険因子が2個。

　この1人に対応する、ワクチン未接種群の候補になるのは、つぎのような人物のみである。

　　76歳か77歳、保守派ユダヤ教徒、男性、おなじ街区に居住、インフルエンザワクチンを過去5年間で3回か4回接種、基礎疾患と危険因子が2個。

　このような候補者が複数見つかった場合は、その中から1人だけを選んで、ワクチン未接種群に登録した。反対に、このような候補者が1人も見つからなかった場合は、ワクチンの接種を受けた上記の人物を、ワクチン接種群には登録せず、研究から除外した。

多数の要因を細かくそろえる

　後向きコホート研究のようにランダム化を行わない研究デザインでは、マッチングにより特性のそろったふたつのグループを作り出すことは、ひろく実施される措置であり、そのことじたいが珍しいわけではない。ただし、今回の論文のように、7項目もの多数の要因をマッチさせることは少ない。

　さらに、過去5年間のインフルエンザワクチンの接種回数（0回/1-2回/3-4回/5回以上）や、Covid-19重症化のリスクを高める基礎疾患と危険因子の個数（0個/1個/2個/3個/4個以上）については、カテゴリーをきわめて細かく分けている。通常の研究であれば、インフルエンザワクチンの接種は「あり（0回）」「なし（1-5回）」、危険因子や基礎疾患の個数は「0個/1-2個/3個以上」程度の、粗いカテゴリー分けを採用するのがせいぜいだろう。

　このように、きわめて厳格なマッチングによって、ワクチン接種群とワクチン未接種群を設定している。原論文の表2（Table 2）から、ふたつのグループの特性の分布を抜粋して**図表2-4**に示した。たとえば、年齢の中央値は、どちらのグループも45歳でおなじ。民族の分布も、どちらのグループも、一般的なユダヤ系が77.6%、アラブ系が20.3%、保守系ユダヤ系が2.1%でまったくおなじだ。

　これらの要因でマッチングを行ったのだから、ふたつのグループの分布がそろうのは当然の帰結だ。とはいえ、筆者がこの表を最初に見た際には、完全に一致した数値がつぎつぎ並ぶのを目の当たりにして、思わず笑ってしまった。そのくらいユニークで、美しいともいえるデータなのだ。

　けっきょく今回の研究では、厳格なマッチングを行って、ワクチン接種群とワクチン未接種群のあいだの特性をそろえる努力が払われた。この措置を通じて、ふたつのグループのあいだの、もともとの感染リスクや発症リスクの差が小さくなるよう工夫が施された。この工夫により、ワクチンの有効性を実際以上に過大評価したり過小評価したりして、結果に大きな偏りが生ずる事態を防ぐよう試みられているのである。

	ワクチン接種群	ワクチン未接種群
対象者の人数	596,618 人	596,618 人
年齢の中央値（四分位範囲）	45 歳（35—62）	45 歳（35—62）
年齢階級（%）		
16—39	35.7	35.7
40—49	21.9	21.9
50—59	14.3	14.3
60—69	14.8	14.8
70—79	9.5	9.5
80 以上	3.7	3.7
性別（%）		
女性	50.0	50.0
男性	50.0	50.0
民族（%）		
一般のユダヤ系	77.6	77.6
アラブ系	20.3	20.3
保守派ユダヤ教徒	2.1	2.1
基礎疾患や危険因子の個数（%）		
0	56.7	56.7
1	23.6	23.6
2	9.3	9.3
3	4.9	4.9
4 以上	5.4	5.4
過去 5 年間のインフルエンザワクチン接種回数（%）		
0	58.9	58.9
1-2	19.5	19.5
3-4	8.5	8.5
5 回以上	13.2	13.2

図表 2-4　ワクチン接種群とワクチン未接種群との特性の比較

独創的な対象者の特性制限

　今回の研究が、ワクチン接種群とワクチン未接種群のあいだの特性の差を小さくするために実施した第 2 の措置は、きわめて独創的に、研究対象者の特性を制限したことである。具体的には、医療従事者や高齢者施設の居住者などを、ワクチン接種群からもワクチン未接種群からも除外した。

　医療従事者や高齢者施設の居住者では、感染者のクラスターが生じやすいので、感染の拡大を防ぐうえで、重視すべき対象集団である。じっさい、日本を

含めた多くの国が、医療従事者や施設居住者を含む高齢者を、ワクチン接種の最優先の対象にしている。医療従事者や高齢者施設の居住者に対する、ワクチンの有効性を明らかにすることは、重要な研究課題であるはずだ。にもかかわらず、なぜ今回の研究は、医療従事者と施設高齢者をあえて除外したのか？

　その理由は、医療従事者や施設高齢者をワクチン接種群とワクチン未接種群の2グループに含めた場合、かりに厳格なマッチングを行ったとしても、ふたつのグループの特性の差を小さくできない懸念があるためである。

┃なぜ医療従事者と施設高齢者をはずしたのか？

　具体的に説明しよう。いまかりに、Covid-19の専用病棟で働く女性看護師がワクチンを接種しており、ワクチン接種群に登録することを考える。この際、7つの項目をマッチさせて、ワクチン未接種群の候補者を探すことになる。7項目は、①性別、②年齢、③居住地、④民族、⑤過去5年間のインフルエンザワクチンの接種回数、⑥妊娠の有無、および、⑦Covid-19重症化のリスクを高める基礎疾患と危険因子の個数だ。これら7項目が完全に一致する候補者が、たとえば一般企業の事務職の女性だったとする。

　この場合、ワクチンを接種したのはCovid-19病棟の看護師、ワクチンを接種しなかったのは一般企業の事務職となる。感染リスクは、看護師の方が、事務職よりも、はるかに高い。この2人をワクチン接種群（看護師）とワクチン未接種群（事務職）に登録した場合、マッチングさせた7項目が完全に一致していても、もともとの感染リスクには大きな差がある。

　医療従事者を今回の研究の対象に含めると、いま述べた事態が集団レベルで生じる可能性がある。そうなると、もともと感染リスクの高い医療従事者がワクチン接種群に登録される一方、もともと感染リスクの低い者（一般企業の事務職など）がワクチン未接種群に登録されることになる。つまり、7項目の厳格なマッチングを行っても、ワクチン接種群とワクチン未接種群の特性の差は、小さくならない。もともと感染リスクの高い医療従事者がワクチン接種群に登録され、もともと感染リスクの低い職種の者がワクチン未接種群に登録されれば、ワクチンの有効性を実際以上に過小評価することになる。

高齢者施設の居住者を研究対象に含める場合も、医療従事者とおなじ事態が生ずる懸念がある。施設に居住する高齢者は、家庭で生活する高齢者よりも、もともとの感染リスクが高い可能性がある。施設高齢者をワクチン接種群に登録し、家庭に暮らす高齢者をワクチン未接種群に登録すれば、7項目のマッチングが行われていたとしても、ワクチンの有効性を実際以上に過小評価する可能性がある。反対に、もともとの感染リスクが低い家庭生活の高齢者がワクチン接種群に登録され、もともとの感染リスクが高い施設居住の高齢者がワクチン未接種群に登録された場合には、7項目のマッチングが行われていたとしても、ワクチンの有効性を実際以上に過大評価する可能性がある。

目的は正確な有効性評価

医療従事者や施設高齢者は、感染予防の重要な対象集団であり、ふたつの集団におけるワクチンの有効性を明らかにすることも、重要な研究課題である。とはいえ、ふたつの集団を今回の研究の対象者に含めてしまうと、ワクチンの実際の有効性を過大評価や過小評価なしに偏りなく明らかにすることが難しくなる。イスラエルで行われた全国規模の集団接種におけるワクチンの有効性を正確に評価することを優先して、正確な評価の妨げになる懸念のある医療従事者と施設高齢者を、あえて研究対象から除外したのである。きわめて大胆で独創的な対処である。

けっきょく今回の論文では、①ひじょうに厳格なマッチングと、②きわめて独創的な対象者の特性制限（医療従事者や高齢者施設の居住者などの除外）という措置を取ることで、ワクチン接種群とワクチン未接種群というふたつのグループの特性の差を小さくする努力が払われている。ランダム化比較対照試験で、ランダム化によって特性のそろったふたつのグループ（ワクチン投与群とプラセボ投与群と）を創り出すことと、できるだけ近い状況を作り出すよう、試みられているのである。

この試みは、十分に成功したと評価できるだろう。今回の後向きコホート研究で算出されたワクチンの有効率（2回目の接種から7日以降で94％）と、先行するランダム化比較対照試験で算出された有効率（おなじ観察期間で95％）と、

ほとんど一致しているからである。ハーバードのエルナン教授らが見せてくれた「マジック」の鮮やかさに、筆者はすっかり感嘆してしまった。

データの精度

　ここまで、後向きコホート研究の第1の問題点である、ランダム化を行わずに対象者をワクチン接種群とワクチン未接種群を設定する弱点に対して、論文著者がどのように対処したかを述べた。

　つづいて、後向きコホート研究の第2の問題点について説明する。すなわち、研究を開始する前にすでに存在したデータを、過去にさかのぼって、研究目的で事後的に収集する点である。すでに述べたように、通常の診療のために入力された電子カルテなどのデータを、研究のために使用すると、データの信頼性に問題が生ずる場合が多い。

　今回のイスラエルの研究は、データの信頼性の問題が大きな影響を与えないように、さまざまな対処がされている。いくつか列挙しよう。

> ・データを提供したイスラエル最大の健康保険組合であるクラリット・ヘルス・サービスは、加入者全員の情報を約20年前から電子化している。
> ・今回の研究の分析対象者についての基本情報（氏名・生年月日・性別・住所・民族・基礎疾患や喫煙などの危険因子・過去のインフルエンザ予防接種歴など）は、この電子化されたデータを使った。

　一般の電子カルテでは、喫煙状態のような情報が入力されず欠損値になっている場合も珍しくない。今回の論文は、ワクチン接種群として登録する候補者のうち、喫煙状態や肥満度のデータが欠損している者は、登録せずにデータ解析の対象から除外した。喫煙状態については、直近に記録されたデータを使っている。肥満度は身長と体重から計算されるが、過去5年以内の直近の計測値を使用している。ワクチン接種群の候補者のなかで、喫煙状態または肥満度のいずれかのデータが欠損しているために除外されたのは、候補者の0.5％にすぎない。この欠損値の少なさは、驚異的だ。

いっぽう、加入者全員の Covid-19 関連データ（PCR 検査の実施日と検査結果・ワクチン接種の有無と接種日・Covid-19 の発症・入院・死亡などの健康アウトカム）は、イスラエル保健省が一元的な中央管理を行い、毎日最新のデータを、健康保険組合に転送している。今回の論文でも、このデータを、健康保険組合が保有している参加者の基本情報とリンクして活用した。

　PCR 検査、ワクチン接種、患者の診療の実施主体がバラバラで、情報の一元化もされていないのが、世界的にはむしろ普通の状況だろう。この場合、同一個人の複数のデータをリンクさせるのは、ひじょうな手間がかかり困難だ。イスラエル保健省が Covid-19 関連のデータを一元的に中央管理し、患者の診療を行う健康保険組合と共有するというインフラが整備されていたことが、今回の研究の実施を可能にした大きな要因である。

　今回の研究は、イスラエルが構築したこのような情報インフラをフル活用してデータを収集した。そのため、後向きコホート研究につきまといがちな、データの欠損の多さや信頼性の低さという問題を、あまり感じさせない。少なくとも、データ収集に関わる問題が原因となって、ワクチン有効率についての研究結果に大きな偏りが生じたとは考えにくい。

なぜ NEJM に採択され掲載されたか

　おなじファイザー社のワクチンの臨床的な有効性に関する研究でも、すでに紹介した世界初のランダム化比較対照試験の論文であれば、世界でもっともインパクトの高い医学専門誌である NEJM が採択して掲載したことは、容易に理解できる。いっぽう今回の論文は、ファイザー社のワクチンの臨床的な有効性に関する世界で初めての論文ではない。しかも、ランダム化比較対照試験より信頼性がはるかに劣るといっぱんに考えられている、後向きコホート研究の研究デザインを採用している。

　このような論文を、NEJM が採択して掲載したのはなぜか。ここまでの解説をまとめると、以下の３点に理由があると考えられる。

　　・ランダム化比較対照試験よりもはるかに大規模である。ランダム化比較

対照試験では、研究規模の制約で十分な検討ができなかった有効性の評価指標（Covid-19 による入院・重症疾患・死亡など）についても、意味あるデータを示している。

・後向きコホート研究につきものの問題点を、研究計画（エルナン教授の「マジック」）とデータ収集（イスラエル保健省と健康保険組合の高度な情報インフラの活用）の双方の段階で、かなりの部分を克服している。

・研究結果は、先行のランダム化比較対照試験における有効性の主要評価指標（有症状の Covid-19 に対するワクチン有効率、95％）と、今回の研究（94％）で、ほぼ一致していた。したがって、今回の論文が報告している、有効性に関するその他の評価指標（Covid-19 による入院・重症疾患・死亡など）の結果についても、大きな偏りがないと判断できる。

リアルワールドエビデンス、「神話」から「マジック」へ？

パンデミックが始まったばかりの 2020 年 2 月 13 日、「ランダム化というマジックと**リアルワールドエビデンス**の神話との対立」（The Magic of Randomization versus the Myth of Real-World Evidence）という、挑発的なタイトルの論説が NEJM に掲載された[8, 9]。4 人の著者の所属は、いずれもオックスフォード大学の臨床試験サービスユニットと疫学研究ユニット（The Clinical Trial Service Unit and Epidemiological Studies Unit）である。

著者のひとりであるリチャード・ピート（Richard Peto）は、疫学の世界の大立者だ。オックスフォード大学の臨床試験サービスユニットの創設者であり（1975 年）、喫煙の害を明らかにした業績などにより 1999 年にナイトに叙されている[10, 11]。

論説の主張を概観しておこう。新しい治療法や既存の治療法の有効性や安全性を評価する研究として、これまでのランダム化比較対照試験に代わり、最近、大規模な電子カルテのデータを分析するランダム化を伴わないコホート研究などが、「リアルワールドエビデンス」として喧伝されている。

しかし、リアルワールドエビデンスがランダム化比較対照試験の代替手段になるという考えは、「神話」にすぎない。ランダム化を行わないリアルワール

ドエビデンスでは、治療群と比較群のもともとの特性に差があり（つまり交絡の影響を受けており）、治療法の効果を過大評価したり過小評価したりする懸念がある。2グループの特性の差を小さくすることを意図した、さまざまな統計的な手法があるが、これらの統計手法を使っても、治療群と比較群に特性の差が残る可能性は否定できない。

いっぽう、ランダム化比較対照試験では、ランダム化を行うことにより、介入群と対照群の特性がそろい、2グループのバランスが取れていると想定することができる。治療法の評価に影響する可能性のある特性のうち、既知の要因に限らず、未知でデータのない要因（遺伝的体質など）についても、介入群と対照群でそろっていることを想定できる。そのため、2グループの特性の差により、治療法のじっさいの効果を過大評価したり過小評価したりすることなく、偏りのない評価が可能になる。ランダム化というシンプルな措置により、研究結果の信頼性を高めることができるのは、ランダム化の「マジック」といえる。

■「インフラ」と「知性」が「マジック」を実現

ところがこの20年あまり、ランダム化比較対照試験に関する官僚主義的な規則や規制が増えたことで、研究の実施が難しくなっていると、論説は主張する。この現状に対する改善策として、ランダム化比較対照試験をランダム化が伴わないリアルワールドエビデンスで代替するのではなく、官僚主義的な規則や規制を見直してシンプルにすることで、ランダム化比較対照試験を行いやすくすることが必要である。

けっきょくこの論説は、ランダム化の意義を「マジック」（魔法のように強力な手法）として高く評価する一方で、ランダム化を伴わないリアルワールドエビデンスがランダム化比較対照試験の代替手段になりうるかのように考える最近の風潮を、「神話」にすぎないとして批判している。

筆者の基本的な立場も、論説の著者とおなじだ。ファイザー社ワクチンに関する今回の論文にしても、ワクチン接種群とワクチン未接種群の特性の差が、未知の要因まで含めて消失し、完全に特性のそろった2グループを構成することに成功したことまで、保証できるわけではない。

とはいえ、である。今回の研究では、ランダム化を伴わないリアルワールドのデータを活用するにあたり、ランダム化比較対照試験にできるだけ近づけるよう、研究の計画段階では厳格なマッチングや独創的な特性制限を行い、さらにきわめて高精度のデータを活用した。その結果として観察されたワクチンの有効率は、先行のランダム化比較対照試験で観察された有効率とほとんど一致していた。

つまり今回の研究は、ほんらいは「神話」にすぎないリアルワールドエビデンスによって、ランダム化比較対照試験に匹敵するデータを産み出すという「マジック」を実現したといえるのではないか。

このようなマジックが成り立つのは、むろんまれである。まれなマジックを可能にしたのは、高精度のデータを産み出すインフラの力と、研究者の知性の力である。

《引用文献》

[1] The New York Times. Israel reaches a deal with Pfizer for enough vaccine to inoculate all its population over 16 by the end of March. January 7, 2021. https://www.nytimes.com/2021/01/07/world/israel-reaches-a-deal-with-pfizer-for-enough-vaccine-to-inoculate-all-its-population-over-16-by-the-end-of-march.html

[2] Dagan N, Barda N, Kepten E, et al. BTN162b2 mRNA Covid-19 vaccine in a nationwide mass vaccination setting. N Engl J Med 2021; 384: 1412-1423. https://www.nejm.org/doi/10.1056/NEJMoa2101765

[3] Dagan N, Barda N, Kepten E, et al. BTN162b2 mRNA Covid-19 vaccine in a nationwide mass vaccination setting. N Engl J Med 2021; 384: 1412-1423.（日本語抄録）https://www.nejm.jp/abstract/vol384.p1412

[4] Dagan N, Barda N, Kepten E, et al. BTN162b2 mRNA Covid-19 vaccine in a nationwide mass vaccination setting. N Engl J Med 2021; 384: 1412-1423. Supplementary appendix.（p3）https://www.nejm.org/doi/suppl/10.1056/NEJMoa2101765/suppl_file/nejmoa2101765_appendix.pdf

[5] Dagan N, Barda N, Kepten E, et al. BTN162b2 mRNA Covid-19 vaccine in a nationwide mass vaccination setting. N Engl J Med 2021; 384: 1412-1423. Supplementary appendix.（p5）https://www.nejm.org/doi/suppl/10.1056/NEJMoa2101765/suppl_file/nejmoa2101765_appendix.pdf

[6] Hernán MA. Methods of public health research: strengthening causal inference from observational data. N Engl J Med 2021; 385: 1345-1348. https://www.nejm.org/doi/full/10.1056/NEJMp2113319

[7] Dagan N, Barda N, Kepten E, et al. BTN162b2 mRNA Covid-19 vaccine in a nationwide mass vaccination setting. N Engl J Med 2021; 384: 1412-1423. Supplementary appendix.（p6）https://www.nejm.org/doi/suppl/10.1056/NEJMoa2101765/suppl_file/nejmoa2101765_appendix.pdf

[8] Collins R, Bowman L, Landray M, et al. The magic of randomization versus the myth of real-

world evidence. N Engl J Med 2020; 382: 674-678. https://www.nejm.org/doi/full/10.1056/NEJMsb1901642

[9] Shrier I, Stovitz SD. Randomization versus real-world evidence. N Engl J Med 2020; 383: e21. https://www.nejm.org/doi/full/10.1056/NEJMc2020020

[10] University of Oxford. Professor Sir Richard Peto. https://www.ndph.ox.ac.uk/team/richard-peto

[11] University of Minnesota. Richard Peto, PhD. http://www.epi.umn.edu/cvdepi/bio-sketch/peto-richard/

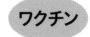

3 Covid-19 ワクチンによる 「発症」予防と「感染」予防

前向きコホート研究

ワクチン

米国の新型コロナウイルス感染症の蔓延は、2020 年春の第 1 波、夏の第 2 波を経て、10 月には最大の第 3 波が到来した。第 3 波がピークを迎える 2020 年 12 月 11 日、米国 FDA（食品医薬品局）がファイザー社 mRNA ワクチンを緊急使用承認[1]。3 日後の 12 月 14 日には、米国で 1 人目のワクチン接種が行われ、全国的な接種が開始された[2]。

この 12 月 14 日の米国の新規感染者は 189,236 人ときわめて多く、1 か月後の 2021 年 1 月 8 日には、それまでで最多の 312,326 人を記録した[3]。ファイザー社ワクチンの緊急使用承認の 7 日後の 12 月 18 日、モデルナ社 mRNA ワクチンも FDA が緊急使用を承認し[4]、12 月 21 日から接種が始まった[5]。

ここまで、ファイザー社ワクチンについて、ランダム化比較対照試験と、イスラエルの後向きコホート研究を紹介した。ここでは、米国で行われたファイザー社とモデルナ社ワクチンの前向きコホート研究を取り上げる。

研究が開始されデータ収集が始まったのは、米国でファイザー社ワクチンの接種が始まった日とおなじ、2020 年 12 月 14 日。まさに米国の第 3 波が燃え上がるなかで行われた研究といえる。

論文は、2021 年 6 月 30 日に『ニュー・イングランド・ジャーナル・オブ・メディシン』（NEJM）でオンライン公開され、7 月 22 日にプリント版も出版された[6]。論文の全文が閲覧でき、PDF 版もダウンロードできる。抄録の日本語訳も、日本国内版の出版元である南江堂のサイトに掲載されている [7]。

抄録でみる論文の概要

おなじように、論文の抄録を敷衍しながら、研究の概要を見てみよう。

背景：ファイザー社・ビオンテック社の BNT162b2 とモデルナ社の mRNA-1273 という mRNA ワクチンの 2 回接種をリアルワールドの条件で受けた場合の、新型コロナウイルス（SARS-CoV-2）の感染の予防と、Covid-19 発症の軽減についての、実際的な状況下での有効性（effectiveness）に関する情報は限られている。

方法：前向きコホート研究（基礎編 10 参照）を行い、3,975 人の医療従事者・現場即応者（消防隊員など）・他のエッセンシャルワーカーとフロントラインワーカー（教師・販売業者・接客業者など）を対象とした。2020 年 12 月 14 日から 2021 年 4 月 10 日の期間に、参加者が自己採取した鼻腔スワブ検体を毎週郵送で提出し、定性的および定量的な逆転写 PCR 検査により、新型コロナウイルス（SARS-CoV-2）を検査した。

　ワクチンの有効性の計算式は、100% ×（1－SARS-CoV-2 感染のハザード比）とし、参加者がワクチンの接種を受ける傾向性（propensity）・研究地域・職業・地域のウイルス流行状況に関する補正を行った。

結果：新型コロナウイルス（SARS-CoV-2）は、204 人の参加者（5%）で検出された。その内訳は、ファイザー社またはモデルナ社のワクチンの完全接種群（2 回目の接種から 14 日以降）で 5 人、ワクチンの部分接種群（1 回目の接種から 14 日以降で、2 回目の接種から 14 日未満）で 11 人、ワクチンの未接種群で 156 人だった。ワクチンの効果が不定な期間の接種群（1 回目の接種から 14 日未満）の 32 人は、解析から除外した。

　統計的補正を行ったワクチン有効率は、ウイルスの完全接種が 91%（95% 信頼区間、76%－97%）、ウイルスの部分接種が 81%（95% 信頼区間、64%－90%）だった。SARS-CoV-2 に感染した参加者の中では、完全接種と部分接種を合わせて 1 グループにした参加者のほうが、未接種の参加者よりも、ウイルス RNA 量の平均値が 40% 低かった（95% 信頼区間、16%－57%）。さらに、発熱症状のリスクは 58% 低く（相対リスク、0.42、95% 信頼区間、0.18－0.98）、罹病期間については、臥床日数が 2.3 少なかった（95% 信頼区間、0.8－3.7 日）。

結論：ファイザー社とモデルナ社の認可された mRNA ワクチンは、リアルワールドの状況で接種を受けた場合の、勤労年代の成人における SARS-CoV-2

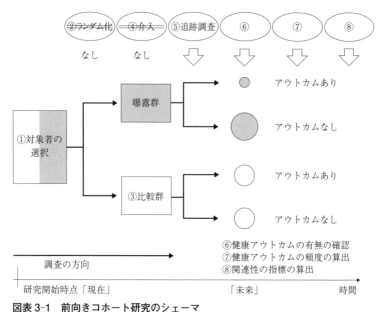

図表 3-1　前向きコホート研究のシェーマ

の感染を予防する有効性が高かった。また、ワクチンを接種したにもかかわらず感染した参加者においても、ワクチン接種によりウイルス RNA 量が低下し、罹病期間が短縮した。

　図表 3-1 に前向きコホート研究の研究デザインのシェーマを示し、図表 3-2 に、シェーマに沿ったこの論文の概略を示す。

研究の意義

今回の研究には、つぎの 3 点に大きな意義があったと筆者は考える。

①ワクチンの有効性のなかでも、理想的な状況における「効能」ではなく、実際的な状況における「効果」を明らかにした。

②Covid-19 という疾患の「発症」ではなく、新型コロナウイルス（SARS-

研究デザイン：前向きコホート研究		
① 対象者の選択	○	米国6州の住民（アリゾナ・フロリダ・ミネソタ・オレゴン・テキサス・ユタ）。 適格基準：18-85歳、日常的に他者と接する職業（医師・警察官・教師・接客業など）、スマートフォンなどネット接続あり。 除外基準：研究参加前にCovid-19ワクチンの接種歴あり。
② ランダム化	×	ランダム化は実施せず。
③ 対照群または比較群	○	曝露群（ワクチン接種群）と比較群（ワクチン未接種群）を設定。 　曝露群：ファイザー社またはモデルナ社のmRNAワクチンの接種を、自発的に1回以上受けた集団。3,179人。曝露群を2グループに分け、「部分接種群」（1回目の接種から14日以降で、2回目の接種から14日未満）と「完全接種群」（2回目の接種から14日以降）を設定。 　比較群：ファイザー社またはモデルナ社のmRNAワクチンの接種を、自発的に受けなかった集団。796人。 「処置の傾向性の逆数による重みづけ」を実施。性別・年齢・基礎疾患などのデータを使い、1人の対象者が曝露群または比較群に分類される確率（傾向スコア）を算出。この確率の逆数で、対象者1人分のデータを重みづけし、曝露群と比較群の特性を集団レベルでそろえた。
④ 介入	×	研究者による意図的な介入としてのワクチン投与は実施せず。
⑤ 追跡調査	○	「現在」から「未来」への前向きの追跡調査を実施。追跡期間は2020年12月14日—2021年4月10日。ワクチンの接種状況は、ウェブ質問票・接種カードのアップロード・電話・電子カルテ・職場の記録・ワクチン接種登録などで確認。Covid-19関連の症状（発熱・悪寒・咳・息切れなど）は、週1回、参加者がウェブ上の質問票に回答。PCR検査は、週1回、参加者が自己採取した鼻腔検体を郵送して提出して実施。
⑥ 健康アウトカムの有無の確認	○	PCR検査で確認された新型コロナウイルスへの感染（有症状と無症状含む）。
⑦ 健康アウトカムの頻度の算出	○	主要評価指標：PCR検査で確認された感染に対するワクチンの補正有効率（⑧参照）。 副次的評価指標：新型コロナウイルス感染者における、①平均ウイルスRNA量、②発熱症状の割合、③平均臥床日数、など。
⑧ 関連性の指標の算出	○	**主要評価指標** ワクチンの補正有効率（%）＝100%×（1－補正ハザード比）。ハザード比＝曝露群のハザード／比較群のハザード。 　ハザード比の推計の際に、③の「処置の傾向性の逆数による重みづけ」を行い、さらに地域・職業・地区の感染状況（PCR検査陽性率）を多変量解析で補正。 **ファイザー社とモデルナ社のワクチンを合わせた結果** 　比較群の感染者156人。 　部分接種群の感染者11人。 　ワクチンの補正有効率（95%信頼区間）＝81%（64%－90%）。 　完全接種群の感染者5人。 　ワクチンの補正有効率（95%信頼区間）＝91%（76%－97%）。 **ファイザー社のワクチンのみの結果** 　比較群の感染者156人。 　部分接種群の感染者8人。 　ワクチンの補正有効率（95%信頼区間）＝80%（60%－90%）。 　完全接種群の感染者3人。 　ワクチンの補正有効率（95%信頼区間）＝93%（78%－98%）。 **モデルナ社のワクチンのみの結果** 　比較群の感染者156人。 　部分接種群の感染者3人。 　ワクチンの補正有効率（95%信頼区間）＝83%（40%－95%）。 　完全接種群の感染者2人。 　ワクチンの補正有効率（95%信頼区間）＝82%（20%－96%）。 **副次的評価指標** ①感染者における平均ウイルスRNA量：曝露群（完全接種群＋部分接種群）（2.3 $\log_{10}$ copies/ml）が比較群（3.8 $\log_{10}$ copies/ml）より40.2%低値（95%信頼区間、16.3%－57.3%）。 ②感染者における発熱症状の割合：曝露群（完全接種群＋部分接種群）（25.0%）が比較群（63.1%）の0.42倍（95%信頼区間、0.18倍－0.98倍）。 ③感染者における平均臥床日数：曝露群（完全接種群＋部分接種群）（1.5日）が比較群（3.8日）より2.3日短い（95%信頼区間、0.8日－3.7日）。

図表3-2　ファイザー社とモデルナ社mRNAワクチン前向きコホート研究の論文の概要

CoV-2）の「感染」に対するワクチンの有効性を明らかにした。

　③ファイザー社とモデルナ社の mRNA ワクチンについて、どちらか１社だけではなく、２社の有効性を同時に明らかにした。

順番に説明しよう。

「効能」と「効果」

　ワクチンの有効性には、理想的な状況における「効能」（efficacy）と、実際的な状況における「効果」（effectiveness）の２種類がある。今回の研究の第１の意義は、ファイザー社とモデルナ社のふたつの mRNA ワクチンについて、後者の「効果」を明らかにした点にある。すでに紹介したイスラエルの後向きコホート研究（応用編２）も、ファイザー社ワクチンの「効果」を明らかにした点で共通している。どちらも、ファイザー社ワクチンのランダム化比較対照試験（応用編１）のように、規制当局（FDA）の承認を得る目的で、「効能」を明らかにした研究とは異なる。

「発症」ではなく「感染」の予防効果を評価

　研究の第２の意義は、新型コロナウイルス感染症（Covid-19）の「発症」ではなく、新型コロナウイルス（SARS-CoV-2）の「感染」に対する、２社の mRNA ワクチンの予防効果を明らかにしたことである。今回の研究の最大の意義は、この点にあるだろう。

　これまで解説したファイザー社のランダム化比較対照試験とイスラエルの後向きコホート研究では、おもに有症状の Covid-19 の「発症」に対する効果を評価しており、無症状も含めた「感染」に対する効果の評価は主眼に置かれていなかった。だが、「感染」と「発症」はイコールではない。

　ファイザー社のランダム化比較対照試験でも、イスラエルの後向きコホート研究でも、Covid-19 という有症状の疾患の「発症」を確認する際には、基本的につぎのような手順がとられた。

研究の参加者が、発熱・倦怠感・味覚障害などの、Covid-19 を疑わせる症状を自覚したとする。参加者は、ワクチンやプラセボの接種を受けた医療機関を受診し、PCR 検査を受ける。PCR 検査で陽性であれば Covid-19 の発症例として診断される。この際、参加者が Covid-19 を疑わせる症状を自覚しないか、症状を自覚した場合でも医療機関に連絡するほどの深刻さがなければ、自分で医療機関を受診して PCR 検査を受けることは、基本的にない。そのため、「感染」の発生を系統的に把握することはできない。

　これに対して今回の研究では、参加者が Covid-19 様の症状を自覚していてもいなくても（有症状でも無症状でも）、週に 1 回、自分で鼻腔から検体を採取し、冷蔵保存の状態で検査施設に郵送し、PCR 検査を行った。そのため、症状の有無にかかわらず、新型コロナウイルス（SARS-CoV-2）に感染しているか否かを確認することができた。

　症状の有無とは関係なく PCR 検査を系統的に実施することができた大きな理由は、この研究が前向きコホート研究の研究デザインを採用しているためである。前向きコホート研究では、研究者が研究を計画する段階で、どのようなデータをどのような方法で収集するかを決定する。この計画に基づいて、その後のデータ収集が行われる。今回の研究は、参加者の症状の有無にかかわらず、鼻腔検体を週 1 回提出してもらい PCR 検査を行うことを、あらかじめ計画していた。対象者には研究に参加する前の時点で、説明し同意を得ている。

　参加者の立場からすれば、Covid-19 を心配するような症状をとくに自覚していないにもかかわらず、週に 1 回定期的に、鼻腔検体を自分で採取し、冷蔵保存のパッケージに詰めて検査施設に郵送するのは、手間となる。事前に計画を立て、参加者の協力を得ることで、こうした前向きのデータ収集を行うことが、はじめて実現できる。その結果として、今回の研究では、新型コロナウイルス感染症の「発症」にとどまらず、新型コロナウイルスの「感染」の有無を確認し、この「感染」に対するワクチンの有効性を評価することができたのである。

2社のワクチンの評価

　この研究の第3の意義は、ファイザー社とモデルナ社のmRNAワクチンについて、いずれか1社ではなく、2社のワクチンの感染予防効果を、同時に評価した点である。その結果は、どちらのワクチンも感染予防に対する効果は高いことを示していた。

　具体的には、ワクチン未接種群と比べた場合の感染予防に対する補正有効率は、「部分接種」群（1回目の接種から14日後以降で、2回目の接種から14日未満）の場合、ファイザー社ワクチンが80％、モデルナ社ワクチンが83％だった。80％と83％で、よく似た数値だった。

　「完全接種」群（2回目の接種から14日後以降）の補正有効率は、ファイザー社ワクチンが93％、モデルナ社ワクチンが82％だった。どちらも有効率の高さを示す数値という点では共通していた。

驚異的な論文公表スピード、もうひとつのイノベーション

　ここですこし話を変える。ここまで紹介してきた3つの論文について、研究の実施や論文の公表のタイムラインを、**図表3-3**にまとめてみた。

　ファイザー社ワクチンについて、ファイザー社が米国食品医薬品局（FDA）の承認を得る目的で行われたランダム化比較対照試験は、2020年7月27日に研究が開始され、対象者の登録、介入の実施（ワクチン投与）、追跡調査によるCovid-19発症の確認などのデータの収集が行われた。4か月後にも満たない同年11月14日には、データの収集が終わった。わずか3週間後の12月10日には、NEJMに論文がオンラインで公開された。

　論文公表の翌日の12月11日には、FDAがファイザー社ワクチンの緊急使用を承認した。規制当局が、早期承認や特例承認のスキームを用いて新規の医薬品の使用を許可する場合、製薬企業が提出する内部資料のみで判断することも少なくない。けれどもファイザー社のワクチンについては、同社の内部資料だけではなく、NEJMの論文として世界に公開されたデータに基づいて、緊

2020 年 7 月 27 日	ファイザー社ランダム化比較対照試験の開始
2020 年 11 月 14 日	ファイザー社ランダム化比較対照試験の終了
2020 年 12 月 10 日	ファイザー社ランダム化比較対照試験の論文が NEJM にオンライン公開
2020 年 12 月 11 日	米国食品医薬品局（FDA）がファイザー社ワクチンの緊急使用承認
2020 年 12 月 14 日	米国で 1 人目のファイザー社ワクチン接種
2020 年 12 月 14 日	米国前向きコホート研究の開始
2020 年 12 月 20 日	イスラエル後向きコホート研究の開始
2021 年 2 月 1 日	イスラエル後向きコホート研究の終了
2021 年 2 月 24 日	イスラエル後向きコホート研究の論文が NEJM にオンライン公開
2021 年 4 月 10 日	米国前向きコホート研究の終了
2021 年 6 月 30 日	米国前向きコホート研究の論文が NEJM にオンライン公開

図表 3-3　3 つの研究のタイムライン

急使用を承認した。

　FDA が緊急使用を承認した 3 日後の 2020 年 12 月 14 日には、米国で 1 人目のワクチン接種が行われた。そしてこれと同じ日に、今回紹介した前向きコホートが開始されている。

　米国で 1 人目の接種が行われて 6 日後の 2020 年 12 月 20 日には、イスラエルの後向きコホート研究が開始された。わずか 50 日あまり後の 2021 年 2 月 1 日にはデータ収集を終え、その 23 日後の 2021 年 2 月 24 日には、論文が NEJM にオンライン公開されている。

　一連のタイムラインを振り返ったが、目を見張るようなスピード感である。「オペレーション・ワープ・スピード」（トランプ前政権によるワクチン開発を加速する政策）の名前に象徴されるように、ファイザー社などのワクチンの開発のスピードが強調されることは、これまでにも多く見られた。

　製薬企業、規制当局、イスラエルの研究者や行政当局が、猛烈なスピードで動いただけではない。論文を公表した NEJM の仕事の速さも驚異的である。ファイザー社のランダム化比較対照試験でも、イスラエルの後向きコホート研究でも、データ取集が終わって 3 週間後には論文がオンライン公開されている。

　このスピードがいかに驚異的かを理解してもらうため、論文が NEJM などの専門誌に公表されるまでの一般的なプロセスを説明しよう。

研究者は、データ収集が終われば即座に論文を投稿できるわけではない。集めたデータを整理し、データ解析を行い、論文の原稿を執筆し図表を作成し、共著者のあいだでの議論と確認を経て、論文が NEJM 編集部にウェブ上で投稿される。

　投稿論文を受け取った NEJM 編集部は、掲載を検討するに値する論文原稿を、複数の外部の研究者に送る。外部の研究者は、研究の意義や限界、統計解析上の問題点などを指摘したうえで、原稿の修正や、データ解析のやり直しを提案する。論文を投稿した研究者は、この指摘に応えて原稿を修正する。

　このプロセスをなんどか経た後に、NEJM 編集部が原稿を掲載するに値すると判断した場合には、論文が受理される。ただし、これで終わりではない。原稿を同誌のフォーマットに合うように本文や図表を作り、研究職ではないエディターが、本文の表現について、同誌の中心的な読者である一般の臨床医が理解できるよう修正し、著者の確認をとる。これら一連のプロセスを経て、研究者が投稿した原稿が、NEJM の論文として公表される。原稿を投稿してから論文として公開されるまで、1 年以上かかることもまったく珍しくない。

　ファイザー社のランダム化比較対照試験とイスラエルの後向きコホート研究は、研究の終了日（データ収集の終了日）に原稿を投稿したと仮定しても、それからわずか 3 週間でこうしたプロセスを終えて、論文を公表したことになる。世界が待望しているデータであるがゆえの、作業のスピードだ。これもまた、今回のコロナ禍で必要に迫られて産み出されたイノベーションといえるだろう。

　今回取り上げた、米国の前向きコホート研究は、研究の開始から約 4 か月後の 2021 年 4 月 10 日にデータ収集が終了し、約 80 日後の 6 月 30 日に論文がオンライン公開されている。先のふたつの論文ほど極端ではないが、やはり通常モードとは異なるスピードである。

研究の限界

　論文著者らは、今回の研究の限界として 7 点を挙げている。そのうち 2 点について、私見も交えて説明する。

　第 1 の限界として、対象者の大半が白人（86%）と非ヒスパニック系（83%）

だったため、他の人種や民族におけるワクチンの感染予防効果については、この研究から直接判断をすることはできないと述べている。

人種や民族以外の対象者の特性も見てみると、18—49歳の若年者が大部分（72%）であり、基礎疾患もなかった（69%）。さらに、感染が確認された204人のうち、入院したのは3人（全員がワクチン未接種群）のみで、死亡は1人もいなかった。

また今回の研究では、研究者の意図的な選択により、日常的に他者と接する職業に従事する者（医師・看護師・警察官・教師・接客業など）を対象に選んでいる。対象者の多くが若年かつ健康で、感染しても軽症に留まったのは、対象者の特性に起因する部分が大きいだろう。

いっぽう今回の研究は、米国の感染状況が過去最悪の第3波のピークを迎える最中に開始された。つまり、感染リスクの高い国の、リスクが高い時期に、リスクの高い職業に従事している若くて健康な集団を対象者にして、研究が行われた。したがって、感染リスクが異なる国・時期・職業集団に対して、今回の結果（mRNAワクチンの感染予防効果）が、そのまま当てはまるとは限らない。

たとえば、若年で健康で感染リスクが相対的に低い職業の従事者（事務職など）や、反対に、感染リスクが相対的に高い高齢者施設の居住者など、今回の対象者とは特性の異なる集団では、mRNAワクチンの感染予防効果は、今回の結果とは異なるかもしれない。この点には留意が必要だろう。

感染者の少なさ

研究の第2の限界は、感染者の人数の問題である。今回の研究で推計されたワクチンの補正有効率は、部分接種群が81%、完全接種群が91%だった。しかし、この推計のもとになった感染者の人数は、部分接種群が11例、完全接種群は5例と少なかった（ワクチン未接種群からは156例）。これらの少数例に基づいて推計されたワクチン有効率の数値には、誤差の影響が大きい。そのため、部分接種と完全接種の有効率の差を、十分に区別できなかったと、著者らは述べている。

敷衍すると、ワクチンの接種が1回だけの部分接種でも、ワクチンを2回受

けた完全接種群でも、感染予防に効果があったと解釈することは可能でも、今回の有効率の数値だけを見て、部分接種（81％）でも完全接種（91％）でも同等の効果があったとまで解釈することには、慎重になる必要がある。

▌感染者の多くは有症状？

ここまで、研究の概要、意義、さらに限界について解説した。ここからは、今回の研究のきわだった特徴だと、筆者が考える2点について考察する。第1は、感染者の大半が無症状ではなく有症状だったという知見である。第2は、ワクチン接種群とワクチン未接種群の特性の差に対して、研究者らがとった対処法である。

まず、第1の特徴について。今回の研究では、感染者の大半に自覚症状が認められた。「感染者の多くは無症状」という従来の見解と、矛盾しているようにも思える。この点について考えていこう。

対象者は、週1回のテキストメッセージやメールを通して、直近7日以内に自覚したCovid-19関連の症状（発熱・悪寒・咳・息切れ・咽頭痛・下痢・筋肉痛・味覚と嗅覚の変化）をたずねられ、ウェブ上の質問票に回答した。

その結果、週1回行ったPCR検査で陽性だった感染者のうち、症状を自覚していた人の割合は、鼻腔検体の提出前から提出後1日以内が74％、検体提出後2—14日が13％だった。検体提出の前後14日間に症状の自覚がなかったのは11％にすぎず、その他が2％だった。

つまり、対象者のおよそ9割（74％＋13％＝87％）は、PCR検査の検体の提出前から提出後の期間に、症状を自覚していた。これに対して、PCR検査により感染が確認された対象者のうち、医療機関で治療を受けたのは26％、入院は3人、死亡はなかった。

けっきょく、今回の研究では、感染者の大半はPCR検査の前後に症状を自覚していたいっぽうで、そのうち医療機関を受診して治療を受けたのはごく一部にすぎず、大半は治療を受けるほどの状態ではなかったことになる。

従来の見解と矛盾か、一致か

これまで、感染者の多くは無症状で、感染を自覚せずに行動するため、本人が知らないあいだに他人にも感染させ、地域や職場などにおける感染拡大に重要な影響をおよぼすと考えられてきた。「感染者の多くは無症状」という従来の見解と、「感染者の大半は有症状」という今回の結果は、矛盾しているように見える。どのように理解すべきだろうか。

筆者の解釈を端的に述べれば、今回の研究における「有症状の感染者」の多くは、一般的な状況では、あくまで「無症状の感染者」として分類されており、「有症状の Covid-19 発症者」には分類されないと考えられる。

すでに解説したファイザー社のランダム化比較対照試験（応用編 1）やイスラエルの後向きコホート研究（応用編 2）では、参加者の症状の有無を、研究者から積極的に定期的にたずねることはしていない。参加者が症状を自覚した場合に、医療機関に連絡し受診することを求めている。医療機関で受けた PCR 検査で陽性なら、「Covid-19 発症」と診断される。自覚症状→医療機関受診→ PCR 検査という時間的順序を経たうえで、PCR 検査が陽性なら「Covid-19 発症」と診断される。

これに対して今回の研究では、自覚症状の調査と PCR 検査を同時期に行っている。この際、PCR 検査が陽性の感染者の 87％が、検査の前後に症状を自覚していた。けれどもおそらく、これらの症状の多くは軽度で、医療機関を受診するほどの強い不調ではなかったと考えられる。いっぽう、感染者のうち医療機関で治療を受けたのは 26％だった。かりに、この人たちの全員に自覚症状があったと仮定すると、PCR 検査の陽性者のうち、検査の前後に自覚症状があり（87％）、しかも不調のため医療機関を受診して治療を受けた（26％）人の割合は、87％ × 26％ ＝ 23％と推計される。

したがって、PCR 検査が陽性の感染者のうち、自覚症状→医療機関受診→「Covid-19 発症」と診断されたのは、23％で約 2 割。のこりの約 8 割は、「感染」はしても自覚症状がないか軽度のため医療機関を受診せず、「Covid-19 発症」と診断されなかった。このように考えれば、今回の結果は、「無症状の感

染者が多い」という従来の見解と、必ずしも矛盾しない。

　むしろ、これまでの研究で「無症状の感染者」とみなされてきた人のなかには、じっさいに症状をまったく自覚しない人と、症状を自覚するが医療機関を受診するほどの不調がない人の双方が含まれており、むしろ後者の割合がかなり高いのかもしれない。そのことを、今回の結果はうかがわせるものだ。

┃ マッチングは非現実的

　今回の研究のきわだった特徴と筆者が考える第2点は、ワクチン接種群とワクチン未接種群の特性の差への対処法だ。

　ランダム化比較対照試験のように、対象者をランダムに介入群と対照群に分ければ、ふたつのグループの特性に大きな差は生じないと想定できる（対象者の人数が十分に多い場合）。ところが今回の研究では、基本的に自分の意志で接種を受けた人をワクチン接種群（曝露群）、自分の意志で接種を受けなかった人をワクチン未接種（比較群）に分類している。そのため、2グループのあいだで、もともとの感染リスクを上げたり下げたりする要因の分布がかなり異なっている。

　具体的に見てみよう。NEJMのサイトにアップされている追加資料の表（Table_S2）に、こまかなデータが示されている[8]。対象者全体では、接種群は80.0%、未接種群は20.0%を占める。接種群の割合を性別・年代別などでみると、女性（82.8%）が男性（75.4%）より高く、50歳以上の高年者（82.8%）が18—49歳の若年者（78.9%）より高い。

　つづけて表を見ながら、接種群の割合を属性別に比較すると、既婚者（82.6%）がそれ以外（75.4%）より高く、4つに分類した職業では、医師などの医療従事者（94.4%）がもっとも高く、警察官や消防隊員などの現場即応者（68.6%）がもっとも低い。慢性的な基礎疾患がある人（82.8%）がない人（78.7%）より高く、非喫煙者（81.0%）が喫煙者（76.5%）より高い。追加資料の表には、18項目におよぶ特性ごとに、接種群と未接種群の割合が示されている。このうちの大半を占める15項目では、女性が男性より高いなど、接種群の割合に差がある。

接種群と未接種群のあいだに、こうした特性の分布の偏りがある。この状態をそのままにして感染者の頻度を比べると、ワクチンの実際の有効性を過大評価したり過小評価したりする懸念がある。論文著者らは、どのように対処したのだろうか？

　さきに紹介したイスラエルの後向きコホート研究では、「マッチング」（基礎編 7 参照）という手法が使われた。ワクチン接種群に分類された 1 人ひとりに対して、7 項目の特性（性別・年齢・居住地など）がほぼ一致する人を、ワクチン接種を受けていない人のなかから 1 人選んで、ワクチン未接種群として選び出した。

　今回の研究は、この手法を使わなかった。なぜか。筆者の理解を説明しよう。

　イスラエルの研究の対象者は、最終的に選び出されたワクチン接種群が 596,618 人、1 対 1 でマッチさせたワクチン未接種群も同数の 596,618 人、2 グループ合わせて約 120 万人。とてつもない人数だ。にもかかわらず、データ分析の対象者を選び出す段階で、ワクチン接種群に分類される候補者 1,163,534 人のうち、33.8％にあたる 393,576 人は、7 項目をマッチさせることのできるワクチン未接種者が見つからなかったため、ワクチン接種群から除外せざるをえなかった。論文の図 1（Figure 1）に、その経緯が示されている[9]。

　つまり、ワクチン接種群の候補者だけで 100 万人をこえる大規模な集団でも、約 3 割は、7 つの特性をマッチさせてそろえたワクチンの未接種者を、見つけることができなかった。

　今回の研究の規模を、イスラエルの研究と比べてみよう。対象者の合計は 3,975 人、このうち 3,179 人（80％）がワクチン接種群、796 人（20％）がワクチン未接種群に分類されている。約 4,000 人と約 120 万人で、30 分の 1 の規模にすぎない。もしもかりに、7 項目の特性を 1 対 1 の比率でマッチさせようとしたらどうなるか。ワクチン未接種群が 796 人しかいないので、全員をワクチン接種群とマッチさせることができたとしても、データ解析に使える対象者の人数は、ワクチン接種群が 796 人、ワクチン未接種群も 796 人と、大幅に少なくなってしまう。イスラエルの研究と同じ手法を採用するのは、現実的でないことがわかるだろう。

「処置の傾向性の逆数による重みづけ」という飛び道具

　今回の論文調査が、ワクチン接種群と未接種群の特性の差をそろえるために採用したのは、"inverse propensity of treatment weighting" と呼ばれる手法だ[10]。直訳すれば、**「処置の傾向性の逆数による重みづけ」**となる。

　この手法によるデータの操作の概略を、これから説明する。あらかじめ具体的なイメージを把握してもらうために、単純化した仮想データで、データ操作の「ビフォー」と「アフター」の状態を**図表3-4**に示す。

グループ	ビフォー（実測値）		アフター（補正値）	
	対象者の人数	高リスク者の割合	対象者の人数	高リスク者の割合
ワクチン接種群	10人	80%	20人分	50%
ワクチン未接種群	10人	20%	20人分	50%

図表3-4　仮想データに対する「処置の傾向性の逆数による重みづけ」のビフォーとアフター

　研究者が調査を行い、次のようなデータが収集されたと想定する。データ操作の前の、「ビフォー」の状態の実測値だ。

　　・対象者の人数は、ワクチン接種群が10人、ワクチン未接種群が10人。
　　・もともとの感染リスクが高い「高リスク者」の割合は、ワクチン接種群が80%、ワクチン未接種群が20%。

　この実測値をそのまま使って、ワクチンの有効性を評価するとどうなるか。もともとの感染リスクの高い者の割合は、ワクチン接種群（80%）の方が、ワクチン未接種群（20%）よりも高いため、ワクチンの有効性を実際以上に過小評価してしまう。

　ここで、この実測値に対して、「処置の傾向性の逆数による重みづけ」というデータ操作を行うことを想定する。すると、「アフター」の状態として、たとえば次のような補正値が得られる。

・対象者の人数は、ワクチン接種群が 20 人分、ワクチン未接種群が 20 人分。
・もともとの感染リスクが高い「高リスク者」の割合は、ワクチン群が 50％、ワクチン未接種が 50％。

　この補正値を使って、ワクチンの有効性を評価するとどうなるか。もともとの感染リスクが高い者の割合は、ワクチン接種群（50％）と、ワクチン未接種群（50％）とのあいだで差がなくなっている。そのため、ワクチンの有効性を、実際以上に過小評価も過大評価もせずに、偏りなく評価することができる。

　ワクチン接種群とワクチン未接種群の間の特性に、実際のデータでは差があるにもかかわらず、補正されたデータでは差が消失する。つまり、ランダム化比較対照試験の介入群と対照群のあいだで、特性がそろっているのと同じ状態が、疑似的に作り出されている。あくまで単純化した理論上の話ではあるが、「処置の傾向性の逆数による重みづけ」は、ワクチンの有効性を偏りを減らして評価することを可能にする、「飛び道具」のような方法ともいえるだろう。

　以上のイメージを念頭に置きながら、「処置の傾向性の逆数による重みづけ」によるデータ操作の実際を説明する。ここまでの説明でイメージをつかめば十分であれば、以下の解説は飛ばして、最後の「まとめ」に飛んでいただいても差し支えない。

　「処置の傾向性の逆数による重みづけ」について、はじめに、対象者 1 人のデータに対する重みづけの方法を説明する。そのつぎに、この重みづけの結果、ワクチン接種群とワクチン未接種群の特性が、集団レベルでそろった状態になることを、つまり上記の「アフター」の状態になることを、単純化した事例で示す。

▌対象者 1 人ひとりのデータの重みづけ

　まずは、対象者 1 人のデータに対する取り扱いを説明する。
　①ある対象者が、ワクチン接種群（処置群）に分類される確率（傾向性）を、対象者 1 人ひとりについて算出する。この計算は、手持ちのデータを使って行

うことができる。今回の前向きコホート研究では、性別や年代により接種群と未接種群の割合が違うことを示した、上記の18項目の大半を使って計算した。

　②実際にワクチン接種群に所属している対象者の1人ひとりに対して、この確率の逆数をかけ算して、1人のデータに重みをつける。たとえば、ある対象者について、この確率が0.8（80%）なら、確率の逆数は1 / 0.8 = 1.25であり、これを重みとしてかけ算すると、1 × 1.25 = 1.25となる。つまり、この対象者1人のデータに、1.25人分の重みを与える。

　③ワクチン「接種群」に分類される確率が0.8（80%）の人が、ワクチン「未接種群」に分類される確率は、1 − 0.8 = 0.2（100% − 80% = 20%）となる。この人が現実にはワクチン「未接種群」に所属していた場合、②と同様の手順でデータに重みをつける。具体的には、この対象者がワクチン未接種群に分類される確率は0.20、この確率の逆数は1 / 0.2 = 5.00、これを重みとしてかけ算すると、1 × 5.00 = 5.00となる。つまり、この対象者1人のデータに、5.00人分の重みを与える。

　④けっきょく、ワクチン接種群に分類される確率（80%）がおなじ1人のデータであっても、現実にはワクチン接種群に所属している場合は1.25人分の重みが相対的に小さいデータとして扱ういっぽう、現実にはワクチン未接種群に所属している場合は5.00人分の重みが相対的に大きいデータとして扱う。

集団の重みづけ

　つづいて、上記のように対象者1人ひとりのデータに重みづけを行うと、ワクチン接種群とワクチン未接種群の特性が、集団レベルでそろった状態になることを例示する。きわめて単純化した事例で説明しよう。

　①もともとの感染リスクが高い人（高リスク者）と、もともとの感染リスクが低い人（低リスク者）の2種類がいると想定する。また、高リスク者の方が、低リスク者よりも、ワクチン接種を受ける傾向（確率）が高いと想定する。

　②対象者の1人ひとりがワクチン接種群に分類される確率は、先の「対象者1人ひとりのデータの重みづけ」の①の段階ですでに計算してある。

　③この確率は、ほんらいは1人ひとり異なる値になり、理論的には0%から

100％のあいだの値を取りうる。ここでは話を単純にするため、高リスク者の確率は全員がおなじ80％、低リスク者の確率は全員がおなじ20％と想定する。

④いま、ワクチンの有効性を評価する前向きコホート研究を行うために、ワクチン接種群を10人、ワクチン未接種群を10人登録したと想定する。このさきの説明は、**図表3-5**を見ながら読んでいただきたい。

⑤ワクチン接種群に占める高リスク者は8人（80％）、低リスク者は2人（20％）になることが期待される。同様に、ワクチン未接種群に占める高リスク者は2人（20％）、低リスク者は8人（80％）になることが期待される（**図表3-5**のBとC）。

このとき、ワクチン接種群に占める高リスク者の割合（80％）は、ワクチン未接種群に占める割合（20％）より高く、2グループの特性に差がある。この状態のままでは、ワクチンの有効性を過小評価することになる。

⑥ワクチン接種群とワクチン未接種群のそれぞれについて、すでに計算した高リスク者と低リスク者の1人ひとりの重みづけ（**図表3-5**のD）を、高リスク者と低リスク者の人数でかけ合わせると、高リスク者の低リスク者の集団としての重みの合計が算出される（**図表3-5**のE）。

⑦それぞれのグループで、高リスク者の集団の重みと低リスク者の集団の重みを足し合わせると、それぞれのグループの集団全体の重みが算出される（**図表3-5**のF）。それぞれのグループの重みの合計に占める、高リスク者の重みの割合を計算することもできる（**図表3-5**のG）。

グループ間の特性の差が疑似的に消失

ここまでの操作で、つぎの状態が実現された。つまり、研究対象者の実際の人数は、ワクチン接種群が10人、ワクチン未接種群も10人だった（**図表3-5**のA）。それぞれのグループに占める高リスク者の割合は、ワクチン接種群が80％、ワクチン未接種群が20％で、分布のそろわない偏った状態だった（**図表3-5**のB）。

ここで、高リスク者と低リスク者に重みづけをすると、ワクチン接種群は10人ではなく20人分のデータとして取り扱い、ワクチン未接種群も10人で

グループ	A 各グループの人数	B 高リスク者と低リスク者が各グループに所属する確率	C 高リスク者と低リスク者が各グループに実際に所属する人数	D 対象者1人の重みづけ	E 高リスク者と低リスク者の重みの合計	F 各グループの重みの合計	G 各グループの重みの合計に占める、高リスク者の重みの割合
ワクチン接種群	10人	高リスク者 80% 低リスク者 20%	8 2	1.25 5.00	8×1.25=10.00 2×5.00=10.00	10.00+10.00=20.00 人分	10.00 / 20.00=0.500=50.0%
ワクチン未接種群	10人	高リスク者 20% 低リスク者 80%	2 8	5.00 1.25	2×5.00=10.00 8×1.25=10.00	10.00+10.00=20.00 人分	10.00 / 20.00=0.500=50.0%

図表3-5　仮想例による「処置の傾向性の逆数による重みづけ」のプロセス

はなく20人分のデータとして取り扱えるようになった（**図表3-5のF**）。重みづけをされたデータでは、それぞれのグループに占める高リスク者の割合は、ワクチン接種群が50％、ワクチン未接種群も50％で、分布のそろった偏りのない状態である（**図表3-5のG**）。つまり、ランダム化比較対照試験の介入群と対照群の間で、対象者の特性がそろっているのと同じ状態が、疑似的に作り出された。

限られた人数のデータをフルに活用

「処置の傾向性の逆数による重みづけ」によるデータ操作の実際を、単純化したケースで説明した。今回の論文がこの方法を採用した背景や意義を、追加的に確認しよう。

イスラエルの後向きコホート研究では、対象者の人数は120万人と大規模だった。そのため、ワクチン接種群の1人ひとりに対して、ワクチンの接種を受けていない集団のなかから7項目（性別・年齢・居住地など）がマッチする人を1人選び出して、ワクチン未接種群に登録した。その結果、ワクチン接種群とワクチン未接種群の特性の差を、かなりそろえることができた。またこの研究では、ワクチンの接種を受けた人でも、7項目がマッチする未接種者が見つからない場合には、研究から除外した。

いっぽう、今回の米国の前向きコホート研究では、対象者の人数は約4,000人と相対的に少ない。しかも対象者の8割はワクチンの接種を受けていた。そのため、イスラエルの研究のようなマッチングを行い、マッチできない対象者を除外してしまうのは現実的ではなかった。

　そこで、「処置の傾向性の逆数による重みづけ」という手法を採用し、対象者のもともとのリスクの大小により異なる重みをつけ、現実には1人分のデータを、それ以上の重みのあるデータ（たとえば1.25人分とか5人分とか）として扱った。その結果として、ワクチン接種群とワクチン未接種群の特性の差を、ある程度そろえることができたのである。しかも、イスラエルの研究のように候補者を除外するのではなく、約4,000人分のデータを除外せずにフル活用することができた。

　相対的な研究規模の小ささを考慮しながら、ワクチン接種群とワクチン未接種群との特性の差をそろえる試みとして、「処置の傾向性の逆数による重みづけ」という、いわば飛び道具を活用したともいえるだろう。

　ちなみにこの研究のデータ解析では、ここまで説明した方法による対象者1人分のデータの重みづけにくわえて、ごく一般的な多変量解析の方法で、ワクチン接種群とワクチン未接種群の特性の差をそろえることも行っている。具体的には、対象者の属する地域、対象者の職業、対象者の属する地域の感染状況（PCR検査の陽性率）という3つの変数については、多変量解析のモデルにくわえることで統計的な補正を行うという、もっともクラシカルな方法を使っている。

今回の研究のまとめ

　今回の米国の前向きコホート研究の意義をまとめよう。

　①mRNAワクチンの有効性について、理想的な状況における「効能」（efficacy）ではなく、実際的な状況における「効果」（effectiveness）を評価した。
　②新型コロナウイルス感染症（Covid-19）の「発症」（有症状）ではなく、新型コロナウイルス（SARS-CoV-2）の「感染」（有症状と無症状）に対する効果を

評価した。

　③ファイザー社とモデルナ社の mRNA ワクチンのひとつだけではなく、ふたつの効果を評価した。

　④全般的な結果として、すでに報告されていた「効能」と同程度の「効果」があり、「発症」だけではなく「感染」予防にも同程度の「効果」があり、2社の mRNA ワクチンに同程度の「効果」が認められた。

　⑤研究の限界として、対象者はおもに白人の勤労年齢で、医療職など日常的に対人接触のある集団であり、これとは特性の異なる集団に結果がどこまで当てはまるか留保が必要である。また、ワクチンを接種したにもかかわらず有症状の Covid-19 を発症した人数が少なかったため、ワクチンの有効率の結果に対する誤差の影響が相当程度ある。

《引用文献》

[1] The New York Times. Coronavirus vaccine tracker. https://www.nytimes.com/interactive/2020/science/coronavirus-vaccine-tracker.html#pfizer

[2] ABC News. US administers 1st doses of Pfizer coronavirus vaccine. December 15, 2020. https://abcnews.go.com/US/us-administer-1st-doses-pfizer-coronavirus-vaccine/story?id=74703018

[3] Centers for Disease Control and Prevention. Trends in number of COVID-19 cases and deaths in the US reported to CDC, by State/Territory. https://covid.cdc.gov/covid-data-tracker/#trends_dailytrendscases

[4] The New York Times. Coronavirus vaccine tracker. https://www.nytimes.com/interactive/2020/science/coronavirus-vaccine-tracker.html#modern

[5] CNN. The Moderna vaccine is now in some Americans' arms as Covid-19 cases in the US pass 18 million. December 22, 2020. https://edition.cnn.com/2020/12/21/health/us-coronavirus-monday/index.html

[6] Thompson MG, Burgess JL, Naleway AL, et al. Prevention and attenuation of Covid-19 with the BNT162b2 and mRNA-1273 Vaccines. N Engl J Med 2021; 385: 320-329. https://www.nejm.org/doi/full/10.1056/NEJMoa2107058

[7] Thompson MG, Burgess JL, Naleway AL, et al. Prevention and attenuation of Covid-19 with the BNT162b2 and mRNA-1273 Vaccines. N Engl J Med 2021; 385: 320-329.（日本語抄録）https://www.nejm.jp/abstract/vol385.p320

[8] Thompson MG, Burgess JL, Naleway AL, et al. Prevention and attenuation of Covid-19 with the BNT162b2 and mRNA-1273 Vaccines. https://www.nejm.org/doi/suppl/10.1056/NEJMoa2107058/suppl_file/nejmoa2107058_appendix.pdf

[9] Dagan N, Barda N, Kepten E, et al. BNT162b2 mRNA Covid-19 vaccine in a nationwide mass vaccination setting. N Engl J Med 2021; 384: 1412-1423. https://www.nejm.org/doi/full/10.1056/nejmoa2101765

[10] Desai RJ, Franklin JM. Alternative approaches for confounding adjustment in observational

studies using weighting based on the propensity score: a primer for practitioners. BMJ 2019; 367: l5657. https://www.bmj.com/content/367/bmj.l5657

4 症例対照研究

ワクチン

急速に蔓延するデルタ株との闘い

　2020年末に感染力の強いデルタ株が出現したことにより、世界の新型コロナウイルスの蔓延は新しいフェーズに入っていた。ワクチン接種の進まない南アジアやアフリカ諸国では、これまでで最大の感染者数と死亡数を記録するようになり、酸素不足で患者が亡くなる悲劇が続出した。

　国民の相当部分がワクチン接種を済ませたはずの英国・イスラエル・米国でも、感染者数が再び増加に転じた。日本でもオリンピック開会と同時期に、デルタ株の急速な流行と感染者数の急増が生じ、人々の不安が高まった。

　ここで紹介するのは、「症例対照研究」(case-control study) という研究デザイン（基礎編12参照）の一種である**「検査陰性デザイン」**(test-negative design) を採用して、デルタ株に対するファイザー社とアストラゼネカ社ワクチンの有効性を評価した英国の論文である。『ニュー・イングランド・ジャーナル・オブ・メディシン』(NEJM) で2021年7月21日にオンライン公開された[1]。東京オリンピックが始まった2021年7月23日の、2日前の公表だ。プリント版は、2021年8月12日に公開された。

　NEJMサイトから、論文の全文を閲覧できる。NEJM日本国内版を発行する南江堂のサイトからは日本語の抄録も閲覧できる [2]。

抄録でみる論文の概要

　それではまず、論文の抄録を補足しながら、研究のあらましを見てみよう。

背景：新型コロナウイルス感染症（Covid-19）の原因である新型コロナウイルス（SARS-CoV-2）のデルタ株（B.1.617.2変異株）が、インドでの症例の急増の

一因となった。デルタ株はいまや世界中で検出されており、英国でも症例が顕著に増加している。デルタ株に対するファイザー社ワクチン（BNT162b2）とアストラゼネカ社ワクチン（ChAdOx1 nCoV-19）の有効性は明らかにされていない。

方法：PCR 検査の陰性例を対照群として設定する症例対照研究の研究デザイン（a test-negative case-control design）を採用。英国でデルタ株の流行が始まった時期に、デルタ株またはアルファ株（B.1.1.7 変異株、当時の英国の優勢株）による有症状の Covid-19 の発症に対する、ワクチン接種の有効性を推計した。

　ウイルス変異の同定は、全ゲノム解析を用いて、スパイク遺伝子（S）の状態に基づいて行った。イングランドにおける、全ゲノム解析が行われた有症状の Covid-19 のすべての症例のデータを用いて、ワクチン接種の有無ごとにデルタ株またはアルファ株の Covid-19 の割合を算出した。

結果：ファイザー社ワクチンとアストラゼネカ社ワクチンをあわせた 1 回接種後の有効率は、デルタ株感染者（30.7%、95% 信頼区間、25.2%－35.7%）のほうがアルファ株感染者（48.7%、95% 信頼区間、45.5%－51.7%）よりも顕著に低かった。それぞれのワクチンに分けた解析でも同様の結果であった。

　ファイザー社ワクチン（BNT162b2）の 2 回接種後の有効率は、アルファ株の発症に対しては 93.7%（95% 信頼区間、91.6%－95.3%）、デルタ株の発症に対しては 88.0%（85.3%－90.1%）であった。アストラゼネカ社ワクチン（ChAdOx1 nCoV-19）の 2 回接種後の有効率は、アルファ株の発症に対しては 74.5%（95% 信頼区間、68.4%－79.4%）、デルタ株の発症に対しては 67.0%（95% 信頼区間、61.3%－71.8%）であった。

結論：2 回接種後のワクチン有効率について、デルタ株とアルファ株のあいだで認められた差は小さかった。デルタ株とアルファ株に対するワクチンの有効率の差は、1 回接種後の方がより大きかった。今回の結果は、脆弱な集団でのあいだで 2 回接種者を最大化する取り組みを支持するものである。

　症例対照研究のシェーマを**図表 4-1** に示し、シェーマに基づく研究内容の概略を**図表 4-2** に示す。

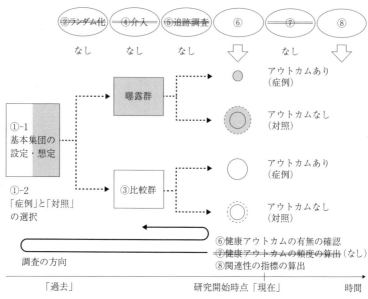

図表4-1　症例対照研究のシェーマ

研究の意義

まず、今回の研究には、ふたつの意義がある。

第1は、世界中で猛威を振るうデルタ株に対するファイザー社とアストラゼネカ社のワクチンの有効性を、いちはやく報告した点である。この場合の「有効性」は、ランダム化比較対照試験で評価する理想的な状況下における「効能」（efficacy）ではなく、英国の集団接種という実際的な状況下における「効果」（effectiveness）であることに留意しよう。

第2は、1回接種と2回接種の有効性の違いと、ファイザー社とアストラゼネカ社の有効性の違いを明らかにした点である。デルタ株の有症状の Covid-19 の発症予防に対する有効率を、接種回数ごとにみると、ファイザー社ワクチンは、1回接種では35.6％、2回接種では88.0％だった。1回接種の有効率は相対的に低く、2回接種の有効率は高い。デルタ株に対する2回接種の有効率

研究デザイン：症例対照研究（検査陰性デザイン）

① 対象者の選択	○	①-1 基本集団の設定 Covid-19 様症状（高熱・新規の持続的な咳・味覚か嗅覚の変化・消失）があり、2021 年 3 月 29 日から 2021 年 5 月 16 日に PCR 検査を受けた、16 歳以上のイングランド国民。 基本集団 A：病院や公衆衛生検査機関などの「施設」で検査を受けた集団。 基本集団 B：自宅やドライブスルーなどの「地域」で検査を受けた集団。 ①-2 「症例」と「対照」の選択 「症例」：基本集団 A と B に属し、PCR 検査でアルファ株またはデルタ株が陽性の者。 「対照」：基本集団 B に属し、PCR 検査が陰性の者。基本集団 A の検査陰性者は除外。
② ランダム化	×	ランダム化は実施せず。
③ 対照群または比較群	○	「症例」と「対照」の、過去のワクチン接種（ファイザー社またはアストラゼネカ社）の有無と回数（1 回または 2 回）を調査し比較。 「症例」と「対照」のあいだで、性別・年代などのマッチングは実施せず。 症状があり PCR 検査を受け結果が陰性の者から「対照」を選ぶことで、「症例」と「対照」のあいだの健康追求行動（health-seeking behaviors）の差を制限（検査陰性デザイン）。 データ解析（⑧の補正オッズ比の算出）の段階で、性別・年代（10 歳階級）・人種／民族・地域・居住地区の貧困度・外国旅行歴・医療福祉職か否か・療養施設の居住者か否か・臨床的に高リスクか否か、などを補正（多変量ロジスティック回帰）。
④ 介入	×	研究者による意図的な介入としてのワクチン投与は実施せず。
⑤ 追跡調査	×	すでに「症例」が発症した後の時点でデータを収集しているので、追跡調査は実施せず。
⑥ 健康アウトカムの有無の確認	○	PCR 検査で確認された、アルファ株またはデルタ株の変異を伴う、有症状の Covid-19 の発症。
⑦ 健康アウトカムの頻度の算出	×	ワクチン接種群と未接種群の追跡調査を行わないため、有症状の Covid-19 の発症頻度は計算できない。
⑧ 関連性の指標の算出	○	主要評価指標：ワクチンの補正有効率（%）= 100% ×（1 − 補正オッズ比）。 **アルファ株に対する補正有効率：** **ファイザー社ワクチン** 　「対照」：接種なし　96,371 人、接種 1 回　8,641 人、接種 2 回　15,749 人。 　「症例」：接種なし　7,313 人、接種 1 回　450 人、接種 2 回　49 人。 　補正有効率：1 回、47.5%（95% 信頼区間、41.6%-52.8%）。 　　　　　　2 回、93.7%（95% 信頼区間、91.6%-95.3%）。 **アストラゼネカ社ワクチン** 　「対照」：接種なし　96,371 人、接種 1 回　42,829 人、接種 2 回　8,244 人。 　「症例」：接種なし　7,313 人、接種 1 回　1,776 人、接種 2 回　94 人。 　補正有効率：1 回、48.7%（95% 信頼区間、45.2%-51.9%）。 　　　　　　2 回、74.5%（95% 信頼区間、68.4%-79.4%）。 **デルタ株に対する補正有効率：** **ファイザー社ワクチン** 　「対照」：接種なし　96,371 人、接種 1 回　8,641 人、接種 2 回　15,749 人。 　「症例」：接種なし　4,043 人、接種 1 回　137 人、接種 2 回　122 人。 　補正有効率：1 回、35.6%（95% 信頼区間、22.7%-46.4%）。 　　　　　　**2 回、88.0%（95% 信頼区間、85.3%-90.1%）。** **アストラゼネカ社ワクチン** 　「対照」：接種なし　96,371 人、接種 1 回　42,829 人、接種 2 回　8,244 人。 　「症例」：接種なし　4,043 人、接種 1 回　1,356 人、接種 2 回　218 人。 　補正有効率：1 回、30.0%（95% 信頼区間、24.3%-35.3%）。 　　　　　　2 回、67.0%（95% 信頼区間、61.3%-71.8%）。

図表 4-2　デルタ株に対するファイザー社とアストラゼネカ社ワクチン症例対照研究の論文の概要

（88.0%）と、アルファ株に対する有効率（93.7%）との差は小さいといえる。

いっぽうデルタ株に対するアストラゼネカ社ワクチンの有効率は、1回接種では30.0%、2回接種では67.0%だった。1回接種の有効率は相対的に低く、2回接種の有効率は相対的に高かった。とはいえ、2回接種の有効率（67.0%）は、ファイザー社ワクチンの有効率（88.0%）より低い傾向があった。

けっきょく、ファイザー社のワクチンを2回接種した場合の、デルタ株の有症状Covid-19の発症に対する有効率は高く（88.0%）、英国由来のアルファ株に対する有効率（93.7%）と遜色がない点を、今回の結果は示した。世界中で蔓延するデルタ株には、ワクチンが効かないのではないかという懸念を払拭した点で、世界の関係者を安堵させるデータといえるだろう。

研究の問題点

つづいて、今回の研究の限界や問題点をみていく。以下の3点が挙げられる。

第1の限界は、ワクチンの有効性に関する評価指標として、有症状のCovid-19の発症に対する有効率しか報告していない点である。Covid-19による重症疾患、入院、死亡に対する有効率を明らかにすることも重要だ。しかし論文著者らは、これらの評価指標を報告しなかった点について、調査期間が短く、重症・入院・死亡に該当する対象者の人数が少なかったためと述べている。

デルタ株の感染力が他の変異株より高いことは指摘されているが、デルタ株の感染が、他の変異株の感染よりも、重症疾患・入院・死亡を生じさせるリスクが高いのかを明らかにすることは、きわめて重要な課題だ。しかし今回の研究は、これらのデータを示していない。

第2の問題は、論文の記述に矛盾する点が散見されることである。例を2点挙げる。

ひとつめは、症状がありPCR検査で陽性と判定された「症例」については、「2020年10月26日から2021年5月16日まで」の期間の全員のデータを抽出した、と本文に記述されている。しかし、英国でワクチン投与が開始されたのは、2020年12月8日である。となると、2020年10月26日から2020年12月7日までの期間にPCR検査で陽性になった人は、ワクチン接種を受ける機会

がそもそもなかったはずだ。このようなケースを「症例」として登録するのは不適切である。

　いっぽう、論文の表1には、PCR検査の検体が採取された時期として、2020年の第14週から第20週にかけての、毎週のアルファ株とデルタ株の症例の数が示されている。この時期は、2021年3月29日から5月16日に相当するので、「症例」として登録された人にはワクチン接種を受ける機会があったことになる。

　おそらく実際は、表1に示した期間に有症状でPCR検査が陽性だった者を「症例」として登録したのだと推測されるが、2か所の記述は矛盾している。

　ふたつめの矛盾点は、デルタ株の症例の数である。表1では、4,273例について、性別・年代・検査時期などの分布が示されている。通常であれば、これが今回のデルタ株の症例の総数と考えるだろう。ところが表2では、デルタ株の症例数として、ワクチン未接種が4,043例、1回接種が1,493例、2回接種が340例と示されている。合計すると5,876例で、表1に示された4,273例よりはるかに多い。しかし、表1と表2の症例数の違いを説明する記述は見当たらない。

　これらの点に、論文の著者ら自身も、NEJMに投稿されたこの論文を審査した査読者（外部の専門家）も、十分な注意を払っていなかったのではないか。筆者にはそのように感じられる。

　第3の問題として、今回の研究は「症例対照研究」という研究デザインを採用している点である。症例対照研究では、ワクチンの接種を受けた者と受けなかった者の特性に差が存在し、ワクチンの有効性を実際以上に過大評価したり過小評価したりする懸念が存在するのが通常だ。この論文では、症例対照研究のひとつである「検査陰性デザイン」（test-negative design）という手法を採用し、この問題への対処を試みている。ただし、この手法の適用の仕方にも問題がある。この点については、のちほど説明する。

英国の情報インフラ

　今回の研究は、英国保健省（Department of Health and Social Care）下の執行

機関であるイングランド公衆衛生庁（Public Health England）の研究者が中心となって行った。この研究では、1人ひとりの対象者について、①ワクチン接種の状況、②PCR検査の実施状況とその結果、③新型コロナウイルスの変異の状況などに対する情報、の3点が必要になる。以下では、これらの情報をどのように収集し、ひとつの解析用データに統合したかを、論文著者らの記述を踏まえて紹介しておこう。

　①ワクチン接種の状況。ワクチンの接種を受けた英国・イングランドの住民について、全員の情報が、全国予防接種管理システム（the National Immunization Management System）に登録されている。対象者がワクチン接種を受けた日、ワクチンの種類（ファイザー社かアストラゼネカ社か）について、2021年5月16日までに接種した人のデータを、翌日の5月17日に抽出した。先に述べたように、英国のワクチン接種は、2020年12月8日に開始された。

　②PCR検査の実施状況。イングランドのPCR検査は、大きくふたつの経路で実施されている。ひとつは、病院や公衆衛生検査所（Public Health Laboratory）などの「施設」で行われ、臨床的必要に応じて実施される。ふたつめは、ドライブスルーや自宅などの「地域」で行われ、Covid-19様の症状（高熱、持続的な咳の発生、味覚や嗅覚の変化や消失）のある人が、検査を受けられる。検査陽性例については、2020年10月26日から2021年5月16日までの、すべての人（「症例」）のデータを抽出した（この期間の不適切さはすでに述べた）。検査陰性例については、地域で検査を受けた人（「対照」）のデータを抽出している。検査陽性例も陰性例も、症状が出現してから10日以内にPCR検査を受けた人のデータのみを使用。また、16歳未満の人のデータは除外した。

　③新型コロナウイルスの変異の状況。英国の検査機関のネットワークを用いて、PCR検査の陽性例に対して全ゲノム解析を行い、デルタ株とアルファ株を鑑別した。すべての陽性例に対する全ゲノム解析の実施割合は、2021年2月は10%、5月は60%だった。

　英国で医療を受ける人は、国民保健サービス（the National Health Service）の発行するID番号が1人ずつ全員に与えられている。このID番号を使って、上記の3つの情報をリンクして統合し、ひとつの研究用のデータセットを作成した。また、おなじID番号を使って、対象者の生年月日、氏名、郵便番号、

PCR 検査の実施日についてのデータもリンクさせた。

けっきょく、複数の情報源をひとつの ID 番号で管理し、それらをリンクしてひとつのデータに統合することで、イングランド全土で PCR 検査を受けた人のデータを使用した解析が可能になったのである。

症例対照研究

冒頭で触れたとおり、この論文は、症例対照研究のひとつのタイプである「検査陰性デザイン」という手法を採用している。今回の事例に即して、まず症例対照研究について簡単に説明する（基礎編 12 も参照）。つぎに検査陰性デザインについて解説しよう。

症例対照研究では、まず、「症例」と「対照」を選び出してくる「基本集団」（source population）を定義または想定する。この「基本集団」のなかから、すでに PCR 検査が陽性で Covid-19 と診断された人を、「症例」(case)として選び出す。つぎに、「症例」以外の人のなかから、比較のための「対照」(control) を選び出す。「症例」と「対照」の双方について、ワクチン接種の有無や回数を、過去にさかのぼって調査し比較する。

もしもかりに、ワクチン接種に Covid-19 の発症を予防する効果がまったくなければ、「症例」群と「対照」群のワクチン接種率はどうなるだろうか？

この場合、ワクチン接種を受けても受けなくても、「症例」になる確率と「対照」になる確率に差はない。そのため、「症例」と「対照」の過去のワクチン接種率は、等しくなることが期待される（たとえば、両群とも 40％）。

いっぽう、ワクチン接種に Covid-19 の発症予防効果がある場合には、「症例」群と「対照」群のワクチン接種率はどうなるだろうか？

この場合、「対照」は、過去にワクチン接種を受けていたために、現在は Covid-19 を発症していないのに対して、「症例」は、過去にワクチン接種を受けなかったために、現在は Covid-19 を発症しているという傾向が生じる。そのため、「対照」のワクチン接種率は「症例」の接種率よりも高くなることが期待される（たとえば、「対照」は 40％、「症例」は 20％）。

症例対照研究では、「症例」と「対照」のこのワクチンの接種率の比較に関

するデータ（正確にはオッズ比）に基づいて、Covid-19の発症に対するワクチン接種の有効率を算出する。「ファイザー社ワクチンの2回接種の有効率は88.0％」などの今回の結果も、この方法で推計されたものである。

「対照」の選び方

今回の研究で選び出した「症例」は、Covid-19様の症状があり、PCR検査で陽性となった者である。この「症例」に対して、どのような「対照」を選ぶかが、重要な方法論的問題になる。

一般の症例対照研究の場合は、「住民対照」（population control）を選び出す。具体的には、1人の「症例」について、同じ地域に居住する住民のなかから、「対照」を1人または複数人選び出す。選び出した「対照」の、過去のワクチン接種の有無や回数を調べ、「症例」と比較する。

なおこのとき、「対照」は、「症例」とおなじ疾患（有症状のCovid-19）に罹患していなければよい。完全に健康である必要はなく、たとえば高血圧や糖尿病などに罹患していても差し支えない。

「症例」と「対照」で過去のワクチン接種を比較する際に、両者の性別や年代などの特性の違いにより、ワクチンの有効性を実際以上に過大評価したり過小評価したりする懸念がある。そのため、これらの特性に関する情報を集め、「症例」と「対照」の特性の違いを小さくする対処が取られる。

もっとも一般的なのは、1人の「症例」に対する「対照」を選び出す際に、性別・年齢・居住地などの特性をマッチさせてそろえることである。ただし、今回の研究では、マッチングの措置は取られていない。代わりに、11項目の情報を収集し、「症例」と「対照」のあいだのこれらの項目の分布の違いを、一般的な多変量解析（ロジスティック回帰分析）を行って補正している。補正した11項目は、性別、年代（10歳階級）、人種・民族、地域、居住地区の貧困度、外国旅行歴、医療福祉職か否か、療養施設の居住者か否か、臨床的に高リスクか否か、などである。

検査陰性デザイン

　Covid-19 に対するワクチンの有効性を調べるために、「症例」と「住民対照」を選び出す一般的な症例対照研究のあらましは、上記のようになる。

　しかしこの方法では、「症例」と「対照」のあいだに存在する可能性のある、重大な特性の差に対処することが困難である。重大な特性とは、Covid-19 様の症状が現れたときに、みずから医療機関などを受診して PCR 検査を受けるか否かという**「健康追求行動」**（health-seeking behavior）のことである。この行動パターンが、「症例」と「対照」で異なる可能性があるのだ。

　具体的なイメージを掴むために、「症例」として選び出される人（A さん）の「健康追求行動」を考えてみよう。A さんは、高熱が出て、咳が始まるようになった。Covid-19 にかかったのかもしれないと心配して、かかりつけ医を受診する。医師に勧められて PCR 検査を受けたところ陽性で、Covid-19 と診断された。そして今回の研究の「症例」として選び出された。

　これに対して、「対照」として選び出される可能性のある候補者（B さん、C さん、D さん）の「健康追求行動」を考えてみよう。

　B さん：高熱や咳などの症状がなかったので、医療機関を受診せず、PCR 検査を受けなかった。そのため、Covid-19 の診断を受けていない。
　C さん：高熱や咳などの症状が現れたが、医療機関を受診せず、PCR 検査を受けなかった。そのため、Covid-19 の診断を受けていない。医療機関を受診しなかった理由は、ただの風邪だと思った、仕事が多忙で医療機関を受診する余裕がなかった、Covid-19 と診断されると仕事を休まなければならないことを心配した、など、さまざまな事情が考えられる。もしもかりに PCR 検査を受けていたら、陽性で Covid-19 の診断を受けた可能性もある。
　D さん：高熱が出て、咳が始まるようになった。Covid-19 にかかったのかもしれないと心配して、かかりつけ医を受診する。医師に勧められて PCR 検査を受けたところ陰性で、Covid-19 とは診断されなかった。

3 人のうち、「症例」の A さんとおなじ「健康追求行動」をした結果として、Covid-19 を否定されたのは D さんである。C さんは、かりに A さんとおなじ「健康追求行動」をしていれば、PCR 検査が陽性で Covid-19 の診断を受け、「対照」ではなく「症例」となった可能性もある。B さんは、高熱や咳などの症状はなかったが、もし PCR 検査を受けていれば陽性となり、症状が出現する可能性もある。

　このように考えると、「症例」の A さんと、過去のワクチン接種の状況を比較する「対照」としては、B さんや C さんではなく D さんを選ぶのが適切である。D さんは、「Covid-19 様の症状」があり、「みずから医療機関などを受診」し、「PCR 検査を受ける」までのプロセス（健康追求行動）が「症例」の A さんと一致している。PCR 検査の結果が陰性で、Covid-19 と診断されなかった点のみが、検査が陽性で Covid-19 と診断された A さんと異なっている。

　けっきょく、①症状があり、②医療機関などを受診し、③ PCR 検査を受け、④検査の結果が陽性で Covid-19 と診断された「症例」に対して、①②③までの健康追求行動は同じだが、④検査の結果が陰性で Covid-19 と診断されなかった人を「対照」として選び出すことで、「症例」と「対照」の健康追求行動の差を減少させ、ワクチンの有効性の評価の偏りも相対的に小さくできる。このように「症例」と「対照」を選ぶのが、「検査陰性デザイン」である [3]。なお、一般の症例対照研究であれば、B さんや C さんも「住民対照」として選択される候補になる。

　さきに、症例対照研究を行う際には、まず、「症例」と「対照」を選び出してくる「基本集団」を定義または想定すると述べた。「住民対照」を選ぶ一般的な症例対照研究では、研究を行う地域の住民で、ワクチン接種の候補者だった集団が、この基本集団に相当する。これに対して、「検査陰性デザイン」では、「Covid-19 様の症状があり、医療機関などを受診し、PCR 検査を受けた者で、過去にワクチン接種の候補者だった集団」を、基本集団として設定していることになる。この基本集団から、検査陽性の「症例」と、検査陰性の「対照」を選び出し、過去のワクチン接種の有無や回数を比較するのである。

　「検査陰性デザイン」の症例対照研究は、Covid-19 以前から、インフルエン

ザワクチンなどの有効性を評価する目的でも行われてきた。

検査陰性デザインの問題

巧妙に設計された「検査陰性デザイン」の症例対照研究ではあるが、やはり限界がある。第1に、ランダム化比較対照試験を行って、理想的な状況のもとでのワクチンの有効性（efficacy、効能）を評価しているわけではない。ランダム化を伴わない症例対照研究により、実際的な状況のもとでのワクチンの有効性（effectiveness、効果）を評価している。ランダム化比較対照試験とは異なる「有効性」を調べている点に、留意が必要である。

第2の限界について述べる。症例対照研究では、研究の手順として、「症例」と「対照」を選び出した後に、両群の過去のワクチン接種歴を調査し比較する。過去にさかのぼってワクチン接種の有無を調査するため、データの信頼性に問題が生ずる場合がある。たとえば、じっさいにはワクチンを接種していた人が、接種歴なしと誤って分類されたり、じっさいにはワクチンを接種していない人が、接種歴ありと誤って分類されたりする懸念がある。

今回の研究では、国民1人ずつに割り当てられている国民保健サービスのID番号を使って、ワクチン接種歴やPCR検査の実施の有無や結果に関する情報をリンクさせた。そのため、こうした誤分類の頻度はそれほど多くないと考えられる。とはいえ、多数の人数の複数の情報をリンクするプロセスで、一定程度の誤分類はおそらく避けられなかっただろう。

第3の限界をみておこう。今回は「検査陰性デザイン」を採用することで、「症例」と「対照」の「健康追求行動」の差を、小さくする努力が払われた。高熱や咳が出て、医療機関を受診してPCR検査を受けるところまではおなじ行動をとり、PCR検査の結果が陽性で「症例」と分類された人と、陰性で「対照」と分類された人を比べれば、過去のワクチン接種歴の比較、ひいてはワクチンの有効率の比較も、過大評価や過小評価なしに評価することが可能だと想定しても不自然ではない。

たしかに、「検査陰性デザイン」を採用することで、「症例」と「対照」の「健康追求行動」の差を、「減少」させることはできるだろう。しかしその差を

すっかり「消失」させることはできない[3]。

ふたつの基本集団

　今回の研究には、とくにこの問題が影響していると、筆者は考えている。説明しよう。

　「英国の情報インフラ」のところで、イングランドのPCR検査は、病院や公衆衛生検査所などの「施設」で行われるルートと、ドライブスルーや自宅などの「地域」で行われるルートのふたつがあることを説明した。どちらのルートでも、Covid-19様の症状（高熱、新しく生じた持続的な咳、味覚や嗅覚の変化や消失）がある人がPCR検査を受診する。

　「検査陰性デザイン」に忠実に調査を進めれば、ふたつのルートのいずれでも、PCR検査が陽性なら「症例」と分類し、陰性なら「対照」と分類するはずだ。ところが今回の論文のテキストを細かく読むと、「症例」については、「施設」と「地域」の両方のルートで検査を受けて陽性になった人を含めている。ところが「対照」については、「地域」の検査で陰性になった人だけを含めており、「施設」で検査を受けて陰性になった人は含めていない。

　この場合、なにが起こるだろうか。病院などの「施設」で検査を受けた人は、ドライブスルーなどの「地域」で検査を受けた人よりも、いっぱんに重症度が高いと想定するのが自然である。病院の検査で陽性となった人を「症例」に含める一方で、病院での検査で陰性になった人は「症例」に含めていない。より重症度が低いと想定される「地域」の検査で陰性となった人のみを「対照」に含めている。

　ある人が病院などの「施設」で検査を受けるか、ドライブスルーなどの「地域」で検査を受けるかを選択するのも、重要な「健康追求行動」のひとつである。この点で、「症例」と「対照」のあいだの「健康追求行動」の差が、十分コントロールされていないという問題がある。

　論文著者らがこのような対処を取った理由は、以下のように推測できる。

　今回の研究の主目的は、アルファ株とデルタ株という変異株に対する、ワクチンの有効性を明らかにすることであった。ところで、新型コロナウイルスの

変異を精確に調べるには、全ゲノム解析が必要になる。けれども、PCR検査の陽性者の全員に全ゲノム解析を行うわけではない。その割合は、より重症度の高い、病院などの施設のルートで検査を受ける人のほうが多く、より重症度の低い、ドライブスルーなどの地域のルートで検査を受ける人のほうが少ないことが想像できる。このため、論文著者らは、病院などの施設ルートでPCR検査を受けて陽性になり、さらに全ゲノム解析を行い変異の有無やタイプ（アルファ株かデルタ株）が明らかになっているケースを、すべて「症例」として解析の対象に含めたのであろう。

この事態を、症例対照研究における「基本集団」の設定という点から見ると、今回の研究にイレギュラーな点があることがわかる。説明しよう。

今回の研究には、ほんらい、ふたつの「基本集団」がある。

① Covid-19様の症状が現れ、ドライブスルーや自宅などの「地域」PCR検査を受けた集団。陽性なら「症例」と分類、陰性なら「対照」と分類。

② Covid-19様の症状が現れ、病院や公衆衛生検査所などの「施設」に受診してPCR検査を受けた集団。陽性なら「症例」と分類、陰性なら「対照」と分類。

ところが、①の基本集団からは、「症例」も「対照」も研究対象に含めているのに対して、②の基本集団からは、「症例」のみを含めて、検査陰性で「対照」となるはずの者を除外している。全体として、おなじCovid-19様の症状がある集団でも、病院を受診したようなより重症のグループが「症例」に多く含まれ、ドライブスルーなどを受診したようなより軽症のグループが「対照」に多く含まれている可能性がある。もしもかりに、より重症な「症例」では過去のワクチン接種率が偏って低く、より軽症な「対照」では過去のワクチン接種率が偏って高ければ、ワクチンの有効性を実際以上に過大評価している可能性がある。この点には、留意が必要だろう。

上記のふたつの基本集団を区別する必要性は、じつは今回の論文著者も自覚していると推測される。今回の論文の公開（2021年7月21日）に先立つ2021年5月13日、『ブリティッシュ・メディカル・ジャーナル』に、おなじ研究グ

ループによる、検査陰性デザインの症例対照研究の論文が公表されている [4]。

　論文の内容は、イングランドの 70 歳以上の高齢者に、ファイザー社または
アストラゼネカ社のワクチンを 1 回接種したところ、有症状の Covid-19（アル
ファ株が優勢）の発症予防効果は 60—70％で、Covid-19 の入院に対する予防効
果は約 80％という結果だった。

　注目すべきは、この研究では、上記の基本集団①のみを用い、地域ルートで
PCR 検査を受け、陽性だったものを「症例」に含め、陰性だったものを「対
照」に含めている点である。基本集団②は、「症例」にも「対照」にも含めて
いない。

　症例対照研究では、「症例」と「対照」を集めるところから調査が始まるわ
けではない。「症例」と「対照」が、おなじ条件で「症例」（病気）にもなれば
「対照」（病気以外）にもなりうるような基本集団を設定または想定するところ
から、研究の計画が始まる。そして、この基本集団の設定のよしあしによって、
「症例」と比較する「対照」の質の高さも決まってくる。この点で、今回の研
究は、ふたつの基本集団から、イレギュラーな形で「症例」と「対照」を選び
出している点は、指摘しておく必要があるだろう。NEJM に掲載された論文
なら、方法論も非の打ちどころがない、などということは、決してないのであ
る。

ワクチン先進国のデルタ株感染増、どう考えるか

　イスラエル・英国・米国など、ワクチン接種を早期に開始し、接種率も高い
国で、ふたたび感染者が増加し、死亡者も増加した。この理由として、さまざ
まな要因が考えられる。

　もっとも明確に影響しているのは、以下の要因だろう。

　　①デルタ株じたいの感染力が高い。
　　②接種率が高いとはいえ、未接種者も相当多かった（とくに米国）。
　　③これらの 3 国では、ワクチンの普及と同時に、マスク着用、飲食店の営
　　　業制限から都市封鎖に至る、社会的規制を急激に緩和ないし解除した。

いっぽう、下記の要因が影響している可能性も指摘されている。

④デルタ株に対するワクチンの有効率が、従来株に対する有効率よりも低い。

⑤ワクチンの有効率が、時間の経過とともに低下する。

⑥デルタ株は、従来株より重症化リスクが高い。

私見の結論を先に述べると、④⑤⑥の要因がかりに関与しているとしても、その影響の程度は二次的なものであり、①②③の要因の影響のほうが大きいと考えている。ワクチン先進国の経験から、デルタ株対策について日本が学ぶべき点も、②ワクチン対象年代の市民の大半が接種するよう急ぐことと、③ワクチン以外の感染防止策を継続するための新しいアプローチを検討することだ。

以下、④⑤⑥について、その後の研究状況を紹介しておこう。

④について検討した今回紹介した英国の症例対照研究では、有症状のCovid-19に対する、ファイザー社ワクチン2回接種後の有効率は88％と高かった。ただし、「対照」の選択の方法に問題があるため、これが過大評価である可能性を指摘した。とはいえ、過大評価の影響を取り除いた後の実際の有効率が、たとえば50％を下回るような事態は考えにくい。過大評価の影響を考慮しても、デルタ株に対しても、相応の有効性があると考えることが妥当であろう。

⑤については、ファイザー社によるランダム化比較対照試験の6か月の追跡調査のデータが、2021年9月15日 NEJM にオンライン公開されている[5]。2回の接種から7日以降の、有症状の新型コロナウイルス感染症に対する有効率は、6か月全体を通すと91.2％だった。時間を経ると数値上の相対的な有効率は低くなるが、むしろ6か月全体を通して、高い有効率が維持されていると解釈できる結果だった。

ただし、このランダム化比較試験は、デルタ株が支配的になる以前に行われている。2021年8月30日には、イスラエル全国の集団接種の論文が公表された[6]。同国では2020年12月に60歳以上の高齢者から集団接種が始められ、

2021 年 6 月中旬よりデルタ株による感染者の再増加が見られている。論文は、ファイザー社ワクチン 2 回接種からの期間が長い集団のほうが、短い集団よりも、人口あたりの感染率が高く、重症疾患の発生率も 60 歳以上で高い（60 歳未満は重症者が少なく誤差範囲の結果）というデータを示している。

この研究は、デルタ株に対して、ファイザー社ワクチンの有効性が時間の経過とともに低下する可能性を示唆している。しかし、研究デザインはランダム化比較対照試験ではなく後向きコホート研究で、補正要因も限られている。そのため、結果の解釈には相応の留保が必要である。

⑥については、英国イングランドの後向きコホート研究による、それまで最大規模のデータが、『ランセット・インフェクシャス・ディジーズ』（The Lancet Infectious Diseases）に 2021 年 8 月 27 日オンライン公開されている[7]。感染から 14 日以内に入院した人の割合は、デルタ株が 2.3%（196/8,682 人）、アルファ株が 2.2%（764/34,656）人と同程度だったが、デルタ株の感染者のほうが若年でアジア系が多いなどの特性の差を補正すると、アルファ株と比べたデルタ株の入院リスクは 2.26 倍、入院または救急搬送のリスクは 1.45 倍と高かった。ただし、「重症化」といっても、入院や救急搬送のリスクを評価するにとどまり、集中治療・人工呼吸器の使用・死亡などのアウトカムを評価しているわけではない点には、留意する必要がある。

こうした新しいデータが、つぎつぎと報告される状況だ。④⑤⑥の意義や影響の大きさについては、今後より明確になることが期待される。世界中の研究者が、競争し協同しながら、デルタ株などの変異株と闘っているのである。

《引用文献》

[1] Lopez Bernal L, Andrews N, Gower C, et al. Effectiveness of Covid-19 vaccines against the B.1.617.2 (Delta) variant. N Engl J Med 2021; 385: 585–594. https://www.nejm.org/doi/full/10.1056/NEJMoa2108891

[2] Lopez Bernal J, Andrews N, Gower C, et al. Effectiveness of Covid-19 vaccines against the B.1.617.2 (Delta) variant. N Engl J Med 2021; 385: 585-594.（日本語抄録）https://www.nejm.jp/abstract/vol385.p585

[3] Lewnard JA, Patel MM, Jewell NP, et al. Theoretical framework for retrospective studies of the effectiveness of SARS-CoV-2 vaccines. Epidemiology 2021; 32: 508-517. https://www.ncbi.nlm.nih.gov/pmc/articles/PMC8168935/

[4] Lopez Bernal J, Andrews N, Gower C, et al. Effectiveness of the Pfizer-BioNTech and Oxford-

AstraZeneca vaccines on covid-19 related symptoms, hospital admissions, and mortality in older adults in England: test negative case-control study. BMJ 2021; 373: n1088. https://www.bmj.com/content/373/bmj.n1088

[5] Thomas SJ, Moreira Jr. ED, Kitchin N, et al. Safety and efficacy of the BNT162b2 mRNA Covid-19 Vaccine through 6 Months. N Engl J Med (published online on September 15, 2021). https://www.nejm.org/doi/full/10.1056/nejmoa2110345

[6] Goldberg Y, Mandel M, Bar-On YM, et al. Waning immunity of the BNT162b2 vaccine: a nationwide study from Israel. August 30, 2021. (preprint) https://www.medrxiv.org/content/10.1101/2021.08.24.21262423v1

[7] Twohig KA, Nyberg T, Zaidi A, et al. Hospital admission and emergency care attendance risk for SARS-CoV-2 delta (B.1.617.2) compared with alpha (B.1.1.7) variants of concern: a cohort study. Lancet Infect Dis 2021; S1473-3099: 00475-8. https://www.thelancet.com/journals/laninf/article/PIIS1473-3099 (21) 00475-8/fulltext

5 後向きコホート研究

コロナ時代の最初の巨大な研究スキャンダル
──血圧降下薬・ヒドロキシクロロキン・イベルメクチン

　新型コロナウイルス感染症の第 1 波が欧米を襲った 2020 年 5 月、米国の研究グループによるふたつの論文が、『ニュー・イングランド・ジャーナル・オブ・メディシン』（NEJM）と『ランセット』（The Lancet）に公表された。同一の研究グループの論文が、臨床医学の分野でもっともインパクトの高いふたつのジャーナルにあいついで公表されたこともあり、ふたつの論文は世界にセンセーションを巻き起こした。

　ふたつの論文の筆頭著者は、ハーバード大学医学部教授のマンディープ・メーラ（Mandeep R. Mehra）氏。心臓外科の世界的な大家で、「この分野のスターの 1 人として広くみなされている」[1] という。

　ところが、わずか 1 か月後の 2020 年 6 月 4 日、研究グループ自身がふたつの論文を同時に撤回した。今回は、「コロナ時代の最初の巨大な研究スキャンダル」[1] とも評されるこの事件の顛末について紹介する。

　まずは、NEJM に掲載された論文をみてみよう。

▎NEJM 論文の抄録

　論文のタイトルは、「Covid-19 における心血管疾患、薬物治療、および死亡」。2020 年 5 月 1 日にオンライン公開され、2020 年 6 月 18 日にプリント版が発行された[2]。日本語抄録も含めて、全文を閲覧できる[3]。論文の抄録を補足しながらみていこう。

背景：新型コロナウイルス感染症（Covid-19）は、高血圧や心疾患などの心血管疾患にかかっている人々が、より大きな影響を受ける可能性がある。こうし

た臨床的な背景のもとで、血圧降下薬であるアンジオテンシン変換酵素（ACE）阻害薬とアンジオテンシン受容体拮抗薬（ARB）が有害作用をもたらす可能性について、懸念が提起されている。

方法：アジア・ヨーロッパ・北米の 169 病院のデータベースを用いた観察研究（後向きコホート研究、基礎編 11 参照）により、Covid-19 の入院患者における、心血管疾患、薬物療法と、院内死亡との関連性を評価した。対象者は 2019 年 12 月 20 日から 2020 年 3 月 15 日の期間に入院し、著者の 1 人が創設した企業が管理する国際データベースである「外科手術のアウトカムに関する国際協同登録」（Surgical Outcome Collaborative registry）に登録され、2020 年 3 月 28 日の時点において、院内死亡または生存退院のどちらかの状態にあると記録されていた患者である。

結果：データ解析の時点で院内死亡か生存退院かの情報が存在した Covid-19 患者 8,910 人のうち、515 人（5.8%）が院内死亡し、8,395 人が生存退院していた。院内死亡のリスク上昇と独立の関連性が認められた要因は、以下であった。

- 年齢 65 歳超（死亡率 10.0%、65 歳以下は 4.9%。オッズ比 1.93、95% 信頼区間 [CI]、1.60－2.41）。
- 冠動脈疾患あり（10.2%、冠動脈疾患なしは 5.2%。オッズ比 2.70、95% CI、2.08－3.51）。
- 心不全あり（15.3%、心不全なしは 5.6%。オッズ比 2.48、95% CI、1.62－3.79）。
- 不整脈あり（11.5%、不整脈なしは 5.6%。オッズ比 1.95、95% CI、1.33－2.86）。
- 慢性閉塞性肺疾患あり（14.2%、慢性閉塞性肺疾患なしは 5.6%。オッズ比 2.96、95% CI、2.00－4.40）。
- 現在喫煙者（9.4%、喫煙中断者または非喫煙者は 5.6%。オッズ比 1.79、95% CI、1.29－2.47）。

いっぽう、血圧降下薬である ACE 阻害薬と ARB の使用は、院内死亡のリスク上昇との関連性を認めなかった。

- ACE 阻害薬の使用あり（2.1%、使用なしは 6.1%。オッズ比 0.33、95% CI、0.20－0.54）。

・ARB の使用あり（6.8%、使用なしは 5.7%。オッズ比 1.23、95% CI、0.87 − 1.74）。

結論：この研究は、Covid-19 入院患者において、心血管系の基礎疾患を有することが院内死亡リスクの上昇と関連することを示唆する先行研究の観察を確認するものであった。こうした臨床的背景のもとで、ACE 阻害薬または ARB と院内死亡との有害な関連の可能性に対する懸念は、今回の結果では確認されなかった。

　この論文が採用している後向きコホート研究のシェーマを**図表 5-1** に示す。また、シェーマに基づく論文の詳細を、**図表 5-2** に示す。

研究の生理学的背景

　今回の論文の生理学的な背景について、説明しておこう。新型コロナウイルスがヒトに感染して細胞内に侵入する際には、ヒト細胞の表面にあるアンジオテンシン変換酵素 2（ACE2）が受容体となり、ウイルスのスパイク蛋白が結合することから始まる。

　いっぽう、高血圧に対する血圧降下薬としてひろく使われているアンジオテンシン変換酵素（ACE）阻害薬とアンジオテンシン受容体拮抗薬（ARB）は、ACE2 の発現を増加させる可能性が、動物実験で示されていた。そのため、2種類の血圧降下薬を服用していると、新型コロナウイルスが ACE2 を通してヒト細胞に侵入しやすくなり、Covid-19 の発症・重症化・死亡のリスクを高めるのではないかという理論的な懸念があった。

同日に公表されたふたつの論文

　この論文が NEJM にオンライン公開された 2020 年 5 月 1 日には、おなじテーマを扱った論文が、同誌にさらに 2 件オンライン公開された。

　1 件目はイタリアで行われた症例対照研究であり（Covid-19 症例 6,272 例、住民対照 30,759 例）、ACE 阻害薬と ARB による Covid-19 の発症や重症 Covid-19

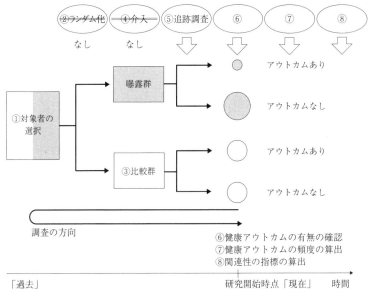

図表5-1　後向きコホート研究のシェーマ

の発症リスクの上昇を認めないという結果だった[4]。2件目はニューヨーク大学の患者データベースを活用した後向きコホート研究で（12,594例、うち新型コロナウイルス陽性が5,894例）、ACE阻害薬とARBによる新型コロナウイルス感染や重症Covid-19の発症リスクとの関連を認めなかった[5]。

　ふたつの論文は、2種類の血圧降下薬により、新型コロナウイルスの「感染」、Covid-19の「発症」、集中治療室対応などが必要な「重症Covid-19の発症」のリスク上昇が認められないことを示した。今回取り上げた論文は、さらにCovid-19患者の院内「死亡」のリスク上昇も認めなかった。

　これら3つの論文により、新型コロナウイルスの「感染」、Covid-19の「発症」「重症化」「死亡」のいずれの健康アウトカムに対しても、ACE阻害薬やARBによる有害作用はないという結果が示された。NEJMが3つの論文を同時にオンライン公表したことは、Covid-19に対する悪影響という理論上の懸念を気にして、高血圧患者にひろく使われている2種類の降圧剤の処方や服用を急いで中断する必要はないという、臨床医と患者を安堵させるメッセージを

① 対象者の選択	○	アジア・ヨーロッパ・北米の 169 病院に 2019 年 12 月 20 日から 2020 年 3 月 15 日の期間に入院した Covid-19 患者 8,910 人。著者の 1 人が創設した企業の患者データベースに登録された患者。
② ランダム化	×	ランダム化は実施せず。
③ 対照群または比較群	○	2 種類の血圧降下薬それぞれの使用群（曝露群）と非使用群（比較群）を設定。血圧降下薬：アンジオテンシン変換酵素（ACE）阻害薬とアンジオテンシン受容体拮抗薬（ARB）。多変量解析（ロジスティック回帰分析）で以下の要因を補正：年齢・人種・基礎疾患と危険因子（冠動脈疾患・うっ血性心不全・不整脈・糖尿病・閉塞性肺疾患・現在喫煙・過去喫煙・高血圧・免疫不全・脂質異常）・病院のある国・薬剤の使用（ACE 阻害薬・ARB・β 遮断薬・抗血小板薬・スタチン・インスリン・経口血糖降下薬）。
④ 介入	×	研究者による意図的な介入としての ACE 阻害薬と ARB の投与は実施せず。
⑤ 追跡調査	○	患者データベースを使い、「過去」から「現在」への後向きの追跡調査を実施。2020 年 3 月 28 日までの院内死亡（515 人）または生存退院（8,395 人）を確認。この時点で入院中の患者は除外。
⑥ 健康アウトカムの有無の確認	○	主要評価指標：院内死亡。
⑦ 健康アウトカムの頻度の算出	○	院内死亡率：ACE 阻害薬：使用群 2.1%（16 / 770 人）、非使用群 6.1%（499 / 8,140 人）。ARB：使用群 6.8%（38 / 556 人）、非使用群 5.7%（477 / 8,354 人）。
⑧ 関連性の指標の算出	○	非使用群に対する使用群の補正オッズ比（95% 信頼区間）。ACE 阻害薬 0.33（0.20—0.54）。ARB 1.23（0.87—1.74）。

図表 5-2　血圧降下薬と Covid-19 患者の院内死亡リスクの後向きコホート研究の論文の概要

伝える役割を果たしたといえるだろう。

薬物の有害作用の研究デザイン

　ところで、3 つの論文の研究デザインをみると、2 件は後向きコホート研究、1 件は症例対照研究である。ワクチンなどの予防法や薬剤などの治療法につい

て、おもに「有効性」を評価することが目的であれば、介入研究としてのランダム化比較対照試験を行うのがもっとも適切である。

　しかし、薬剤の「有効性」ではなく「有害性」の評価を主目的とする今回のような研究の場合、有害性の有無や程度を評価するために、ランダム化比較対照試験における介入のように、研究者が意図的に対象者に薬物を処方することは、倫理的に不適切である。

　薬剤とは異なるが、喫煙の有害性を評価するためにランダム化比較対照試験を企画し、「介入群」にはタバコを提供し、「対照群」にはプラセボを提供し、肺がんなどの疾患の発生率が「対照群」より「介入群」の方が高ければ、タバコによる肺がんリスクの上昇を認めるような研究が、倫理的に不適切であるのと、事情はおなじだ。

　そのため、新型コロナウイルスの「感染」や Covid-19 の「発症」「重症化」「死亡」に対する ACE 阻害薬や ARB の「有害性」の有無を評価するためには、これらの薬剤を日常診療の一環として服用していた患者を「曝露群」、服用していない患者を「比較群」とする後向きコホート研究などの「観察研究」（基礎編 10 参照）を行うことが、倫理的に適切である。

▎ランセット論文の概要

　ハーバード大学医学部のマンディープ・メーラ教授を筆頭著者とする後向きコホート研究の論文は、2020 年 5 月 1 日に NEJM にオンライン公開された。それから 1 か月も経たない 2020 年 5 月 22 日、同教授を筆頭著者とし、NEJM 論文とおなじデータベースを使った論文がランセット誌にオンライン公開された [6]。

　この研究の目的は、もともと抗マラリア薬として使用されてきたヒドロキシクロロキンおよびクロロキンと、もともと抗菌剤として使用されてきたマクロライド系抗菌薬（アジスロマイシンなど）の、Covid-19 入院患者に対する有効性と安全性の評価である。

　論文の概略を、簡単にまとめよう。

対象と方法：

・対象者は、2019 年 12 月 20 日から 2020 年 4 月 14 日までの期間に Covid-19 と診断されて入院した患者で、NEJM 論文とおなじ国際データベース「外科手術のアウトカムに関する国際協同登録」（Surgical Outcome Collaborative registry）に、6 大陸の 671 の病院から登録された 96,032 人。

・研究デザインは、後向きコホート研究。

・入院後 48 時間以内に服用を開始した薬剤により、患者を次の 4 グループに分類。

    ①クロロキン単独群（1,868 人）。

    ②クロロキンとマクロライドの併用群（3,783 人）。

    ③ヒドロキシクロロキン単独群（3,016 人）。

    ④ヒドロキシクロロキンとマクロライドの併用群（6,221 人）。

    ⑤上記の薬剤のいずれも服用しなかった比較群（81,144 人）。

・研究の主要評価指標は、院内死亡率（有効性）。副次的評価指標は、新規の心室性不整脈（心室細動と心室頻脈）の発生率（安全性）。

・追跡調査。2020 年 4 月 21 日までに、院内死亡したか生存退院した患者のみをデータ解析の対象とした。この時点で入院中の患者は解析から除外した。

・5 グループ間の特性の差について、下記の項目のデータを収集し、多変量解析（Cox 比例ハザードモデル）による補正を行った。年齢・肥満度・性別・人種／民族・基礎疾患と危険因子（冠動脈疾患・心不全・不整脈・糖尿病・高血圧・脂質異常・閉塞性肺疾患・喫煙・免疫不全）・薬物使用（ACE 阻害薬・ARB・スタチン・抗ウイルス薬）・Covid-19 の重症度の 2 指標・入院経過の指標（入院日数・集中治療室在室日数・一般病棟在室日数・人工呼吸器の使用）。

結果： おもな結果を、以下の**図表 5-3** にまとめる。

著者らの結論的解釈：

・抗マラリア薬であるヒドロキシクロロキンとクロロキンは、単独でも、マクロライド系抗菌薬との併用でも、Covid-19 入院患者の健康アウトカムに利益をもたらすことを確認できなかった。4 つの薬物療法群のそれぞれで、比較群よりも院内生存率が低下し、心室性不整脈の頻度が上昇した。

グループ	人数	院内死亡率	補正ハザード比 (95% 信頼区間)	新規の心室性不整脈の発生率	補正ハザード比 (95% 信頼区間)
①クロロキン単独群	1,868 人	16.4%	1.365 (1.218—1.531)	4.3%	3.561 (2.760—4.596)
②クロロキンとマクロライドの併用群	3,783 人	22.2%	1.368 (1.273—1.469)	6.5%	4.011 (3.344—4.812)
③ヒドロキシクロロキン単独群	3,016 人	18.0%	1.335 (1.223—1.457)	6.1%	2.369 (1.935—2.900)
④ヒドロキシクロロキンとマクロライドの併用群	6,221 人	23.8%	1.447 (1.368—1.531)	8.1%	5.106 (4.357—5.983)
⑤上記の薬剤のいずれも服用しなかった比較群	81,144 人	9.3%	1.000 (基準群)	0.3%	1.000 (基準群)

図表 5-3　ランセット論文のおもな結果

ランセット論文の衝撃

　ランセット論文がオンライン公開されると、世界に衝撃と困惑が走った。論文が公開されたのは、パンデミックの第 1 波にあたる 2020 年 5 月 22 日。このころ、十分な規模のランダム化比較対照試験により、Covid-19 の治療に対する有効性が示された薬物は、レムデシビル以外存在しなかった。そのいっぽうで、抗マラリア薬であるヒドロキシクロロキンとクロロキンは、世界中で使い始められていた。

　とりわけ米国ではトランプ前大統領がヒドロキシクロロキンを強く推薦しており、なかばその政治的圧力に屈するかたちで、米国食品医薬品局（FDA）は、3 月 28 日に緊急使用承認を許可していた。また、WHO が企画した Covid-19 患者の治療薬を評価する国際協同のランダム化比較対照試験である SOLIDARITY 試験では、ヒドロキシクロロキンを投与するグループを設定し、参加患者の登録を始めていたところだった。

　ところが今回の論文は、ヒドロキシクロロキンとクロロキンの使用群は、比較群と比べて院内死亡率が低下するのではなく、ぎゃくに 1.335 倍から 1.447 倍に上昇した。また、死に至ることも多い心室性不整脈が発生するリスクが、

比較群より 2.369 倍から 5.106 倍に上昇した。治療薬として「有効性」があるどころが、むしろ死亡率や危険な不整脈のリスクを高める「有害性」があるというデータだった。関係者の衝撃の大きさは、容易に想像できる。

　ランセット論文の公表を受けて、WHO は、ヒドロキシクロロキンを投与する患者を SOLIDALITY 試験に登録するのを、一時的に中断した。英国の規制当局は、ヒドロキシクロロキンを Covid-19 の予防または治療に使用するすべての臨床試験の一時中断を要請した。フランスでも、ヒドロキシクロロキンの臨床試験が中断した[7]。

論文に対する疑念

　こうした事態の一方で、論文の内容に対する疑念も生じ始めた。最初に指摘されたのは、この論文が使用したデータベースに含まれていたとする、オーストラリアの 5 病院の死亡者数が、研究期間までに確認されたオーストラリア全国の死亡者数よりも多いことだった。2020 年 5 月 28 日に英国の新聞『ザ・ガーディアン』（The Guardian）が、この点を報道した[8]。

　翌 5 月 29 日、論文の著者らは、つぎのような弁明を行い、同日ランセットに「誤りの訂正」をオンライン公開した[9]。著者らによれば、当初、オーストラリアの病院として 5 施設を分類していた。ところが、そのうちの 1 施設は、病院の所在地をオーストラリアと自己申告していたが、実際にはアジア大陸に分類すべきであった、というのである。

　著者らのこの主張にしたがい、オーストラリアの病院数は 5 から 4 に訂正され、論文の原文と関連資料の該当部分が修正された改訂版が、ふたたびランセット誌のウェブサイトに公開された。

ランセット論文に対する公開質問状

　しかし、世界の研究者の疑念が、これで収まることはなかった。『ザ・ガーディアン』紙が論文の問題を指摘したのとおなじ 5 月 28 日、世界中の研究者・臨床医・統計学者 201 人が共同署名をした、論文著者らとランセット編集

長にあてた公開質問状がウェブ上で公表された[10]。

「（論文の）統計的解析とデータの正当性（integrity）に対する懸念」と題する質問状は、論文に対して10点の疑念を呈し、3点の要求をしている。疑念をいくつか紹介しよう。

- データとデータ解析のプログラムを、外部の研究者と共有しないと著者らは述べている。しかしこれは、データや解析プログラムを開示するという最近の標準的な実践を遵守していない。
- 研究の倫理性に対する、第三者の検証（倫理委員会による承認など）が行われていない。
- アフリカ全体のCovid-19患者の25％、死亡例の40％が、著者らが使用したデータベースに登録されていることになる。しかし、電子カルテをもとにした著者らのような洗練されたデータベースが、アフリカでそこまで普及しているとは考えにくい。
- 論文では、患者データの66％が、北米（米国・カナダ）由来としている。しかし、論文で報告されているヒドロキシクロロキンの平均投与量（1日596 mg）は、米国FDAの推奨量より100 mgも多い。

3点の要求は、下記のとおりである。

- 論文著者の1人が創立し、データベースを構築したSurgesphere社は、データの出所についての詳細を示すべきである。
- データ解析の妥当性を、第三者が検証すべきである。
- データの収集が法的にも倫理的にも適切に行われ、患者のプライバシーが尊重されているのかを、明らかにすべきである。

公開質問状はさらに、ランセット編集部に対して、論文の審査を委託された外部の専門家のコメントや、論文が受理され、掲載にいたった経緯を、公開すべきだと求めている。

NEJM 論文に対する公開質問状

　ランセット論文に対する公開質問状の公表から5日後の6月2日には、NEJM論文に対する公開質問状が、174人の共同署名とともにウェブで公表された[11]。

　「（論文の）データの正当性（integrity）と結果に対する懸念」と題する質問状は、論文に対して5点の疑念を呈し、ランセット論文に対する質問状とおなじ3点の要求をしたうえで、論文の審査の経緯を公開するよう求めている。

　疑念のいくつかを紹介しよう。

- ・論文では、英国の7病院から706例の症例が、PCR検査で確認されたCovid-19の入院患者として、データベースに登録されている。論文の研究期間に、英国のCovid-19患者はロンドン周辺に集中していた。しかしこの時期、ひとつの病院でPCR検査により確認されたCovid-19患者が100例を超える病院は、存在しなかった。
- ・論文では、3月15日までにPCR検査で確認されたトルコの患者を346例登録している。しかし、トルコ保健省の統計では、3月18日までにPCR検査により確認されたCovid-19患者は、トルコ全国で191例にすぎない。論文が報告する症例数と矛盾している。

2誌による「懸念の表明」

　NEJM論文に対する公開質問状が公開されたのと同日の2020年6月2日、NEJM編集長[12]とランセット編集部[13]が、それぞれの論文に対する「懸念の表明」（Expression of Concern）をオンライン公開した。「懸念の表明」は、すでに公開や出版済みの論文について、盗用・データ捏造・倫理的問題などの疑いが生じた場合に、一般の読者に注意をうながす目的で、論文を出版した専門誌の編集長や編集部が公表するものである。

　NEJM編集長は、「データが信頼できるものである証拠を示すよう、論文著

者に求めている」と述べている。論文のテーマであった Covid-19 患者における ACE 阻害薬と ARB の安全性については、2020 年 5 月 1 日にこの論文と同時にオンライン公開した、他のふたつの論文を参照するよううながしている。

いっぽうランセット編集部は、論文著者 4 人のうち、患者データベースを作成した企業の創設者以外の 3 人が、データの出所と信頼性に対する第三者の検証を依頼していることを伝え、その結果が近日中に明らかになる見込みであると述べたうえで、読者に注意を促している。

著者らによる 2 論文の撤回

2 誌の編集部の「懸念の表明」からわずか 2 日後の 2020 年 6 月 4 日、論文著者自身によるふたつの論文の撤回（Retraction）の表明が、それぞれのジャーナルのサイトにオンライン公開された。じつに忙しいかぎりである。

ランセット論文の撤回は、4 人の著者のうち、データベース企業の創設者を除く 3 人が署名している[14]。3 人は、企業創設者の同意を得て、データの信頼性やデータの再解析について独立の第三者による調査を開始した。ところが、第三者検証委員会がデータベース企業から伝えられたのは、秘密保持に関する顧客（世界中の病院）との契約に違反するため、生データを入手したり、データの再解析のためにサーバーにアクセスしたりすることはできないとの回答だった。そのため第三者委員会は、独立の検証は不可能と判断し撤退した。第三者委員会からこのように報告された 3 人の著者は、データの真実性を保証することがもはや不可能であるため、論文の撤回を求めると表明した。

いっぽう NEJM 論文の撤回に関する著者らの編集部あて書簡は、より簡単に経緯を述べている[15]。データベース企業の創設者を含む 5 人の著者全員が署名。著者らの述べるところでは、著者全員が生データにアクセスすることが不可能で、第三者にデータを提供することも不可能だった。生データの信頼性を検証することができないので、論文の撤回を求めると表明した。

大胆な潔さ？

　論文著者らの論文撤回表明は、生データの存在と信頼性、第三者へのデータ開示について、ひじょうに慎重というか回りくどい表現をしている。表向きは、第三者（論文著者を含む）に対してデータを公開することが、データベース企業と、その顧客である世界中の病院との守秘義務に関する契約違反になるという理由を挙げた。

　とはいえ、もともとの NEJM 論文の原文では、「著者全員が（中略）、提供されたデータの正確性と完全性を保証する」と述べている。また、ランセット論文の原文でも、4 人の著者のうち、筆頭著者と責任著者（著者リストの最後に名前を挙げる著者）が、「すべてのデータに対して完全なアクセスがある」と明記していた。

　当初の論文のこうした記述と、論文撤回時の著者らの記述は、矛盾している。

　これらの状況を考慮すると、もっともシンプルな想定は、以下のようになるだろう。

- ランセット論文の「6 大陸の 671 の病院から登録された 96,032 人」、NEJM 論文の「アジア・ヨーロッパ・北米の 169 病院の 8,910 人」という、PCR 検査で確定診断された Covid-19 入院患者の高度に電子化されたデータベースは、そもそも最初から存在しなかった。
- 架空の患者データベースが、実際に存在するかのようにして、データを捏造して論文を作成した。

　もちろん、データベースが実際に存在しないことを、公表された資料から証明するはできない。とはいえ、2020 年 5 月 1 日に NEJM 論文が公開、5 月 22 日にランセット論文が公開、6 月 4 日には著者自身が 2 論文を撤回と、わずか 1 か月たらずの短期間に、これだけのことが生じたのだ。

　もしもデータベースが実際に存在し、データの収集、解析、論文作成に著者らが膨大なエネルギーをほんとうに費やしていたのであれば、これほど簡単に

自分の論文を撤回してしまうことは、およそ常識からかけ離れた大胆な潔さ（？）としか、筆者には感じられない。

「だれを非難すべきか？」

NEJM 論文には著者が 5 人、ランセット論文には 4 人いる。このうち筆頭著者、第二著者、著者リストの最後に来る責任著者の 3 人は共通している。

「だれを非難すべきか？　サージスフェア（データベース会社）のコロナスキャンダルの中心にいる 3 人の学者連中」（Who's to blame? These three scientists are at the heart of the Surgisphere COVID-19 scandal）と題するニュース記事が、2020 年 6 月 8 日の『サイエンス』（Science）誌のウェブ上で公開された[16]。3 人を論文スキャンダルの中心人物と見立て、それぞれの経歴を報じている。

『サイエンス』は世界でもっとも有名な科学専門誌のひとつだが、まるでスキャンダル週刊誌のようなタイトルと論調だ。

3 人の顔写真が大きく掲載されている。ふたつの論文の筆頭著者は、冒頭で紹介したハーバード大学医学部教授のマンディープ・メーラ氏。心臓移植などの心臓外科の世界的な大家と言われている。

第二著者は、データベース企業であるサージスフェア社の創業者のサパン・デサイ（Sapan S Desai）氏。この人物が今回のスキャンダルの中心的存在らしい。2020 年 7 月 27 の『ニューヨーク・タイムズ』（The New York Times）の記事[17] と合わせて、来歴を紹介しよう。

デサイ氏は 2020 年に 41 歳になったばかり。シカゴの高校に在学中にイリノイ大学の単位も取得し、19 歳でイリノイ大学の学部を卒業。その後同大学の、医師資格と博士号を同時に取得できるコースに進み、27 歳で医師免許と博士号を取得。その後デューク大学で血管外科の研修医を務め、その間に、ＭＢＡの学位を取得するとともに、サージスフェア社を創業。医学関連の出版事業などを手がけた。

これらの履歴を見ると、若く優秀で野心的な医師・起業家をイメージする。しかし、かつての同僚の証言からは、別の人物像が浮かび上がる。たとえばデューク大学の研修医時代の上司や同僚は、患者の容態に対する氏の話は信用で

きず、患者の検査を指示したかなどを、すべて再確認する必要があった。氏の研修の継続を許可するかが問題となったが、けっきょくは許可され、研修課程を修了した。

その後は複数の職場を転々とした。2016年から外科医として勤務したシカゴの病院では、医療過誤の疑いで3件の訴訟を起こされているという。パンデミックが始まった2020年2月にこの病院を退職した。

『ニューヨーク・タイムズ』の取材に対する氏の回答によれば、サージスフェア社は長年かけて、AIを駆使した病院データベースの構築に取り組み、45か国の1,200の病院から2億4000万件の患者の診療データを保有しているという。いっぽう2019年に退職した同社の元職員によれば、同社の顧客として患者情報を提供していた病院はひとつだけだった。

さて、3人のうちのもう1人である責任著者は、アミット・パテル（Amit Patel）氏。2論文に記載されている所属は、テネシー州ナッシュビルのHCA研究所（HCA Research Institute）なる施設。それ以前は、ユタ大学とマイアミ大学を基盤とし、ユタ大学では心臓外科教授、および臨床再生医学と組織工学のディレクターの称号を名乗り、共著を含めて100編以上の論文を出版している。しかし、米国で最大の医学研究助成機関である米国国立衛生研究所（NIH）の記録によれば、氏がNIHの研究助成を受けた記録は存在しないという。

氏は、第二著者の「デサイ医師と婚姻関係にある」と、本人がツイッターで述べているという。

けっきょくだれがどう動いたのか？

どうにも面妖な話だが、もっとも蓋然性の高いストーリーは、こうなるだろう。

野心的で上昇志向の強い第二著者のデサイ氏が、みずから創設したサージスフェア社の、実際には存在しない巨大な患者データベースを使ったことにしてデータを捏造し、2編の論文を作成。氏と「婚姻関係」にある責任著者のパテル氏の助力も得て、筆頭著者のメーラ氏に接近。メーラ氏を筆頭著者にすることを条件に、ふたつの論文の著者になってもらう協力をとりつける。

論文原稿の投稿を受けた NEJM とランセットの編集部は、ハーバード大学教授として世評の高いメーラ氏が筆頭著者だったため無碍に扱うことはなく、外部の専門家に評価（査読）を依頼した。査読者も、メーラ氏が筆頭著者であることと、巨大なデータベースの構築の困難さに対する理解をおそらく欠いていたため、データベースがほんとうに存在するのか疑うこともなく、論文原稿に対して好意的なコメントを編集部に戻す。ふたつの論文が扱うテーマは、Covid-19 の診療にあたる臨床医にとってきわめて重要な内容であるため、2 誌の編集部は論文を採択し、急いでオンライン公開をした。こんなところだろう。

2 誌の特徴を理解して投稿

　著者らがふたつの論文を投稿するにあたり、NEJ Mとランセットという専門誌のそれぞれの特徴をよく理解して、どちらに投稿するかを決めたはずだと、筆者は理解している。その選択の巧妙さ（？）についても、コメントしておこう。

　ランセット誌は、研究の質は多少見劣りしても、一般社会にも衝撃を与えるような、いわばジャーナリスティックな論文を掲載する傾向が、比較的強い。抗マラリア薬であるヒドロキシクロロキンの Covid-19 に対する有効性については、トランプ前大統領を筆頭に熱狂的な信奉者が存在する反面、懐疑的な専門家も多かった。

　そうした文脈で、ヒドロキシクロロキンは Covid-19 入院患者に対して有効どころか有害であることを示した今回の論文は、ヒドロキシクロロキンの信奉者にとって大きな打撃となる。世界中が衝撃を受けて、一般のマスコミもさかんに報道するだろう。ランセット誌の編集部がこの論文を採択して公表した際、こうした予測と計算が働いていたことはほとんど疑いがない。

　いっぽう NEJM は、ジャーナリスティックな論文を意図的に優先する傾向は、ランセットほど強くないと筆者は感じている。今回の論文も、広く使われている血圧降下薬である ACE 阻害薬や ARB は Covid-19 患者に悪影響を与えないという結果だ。これらの薬剤を患者に処方している医師が、急いで処方を中止する必要はないことを示唆する、穏便な内容の論文といえる。

しかも、撤回された今回の論文1編だけではなく、他の研究者による2編の論文と合わせて公表している。これらの論文を、世界のマスメディアが衝撃的な内容として大きく報道することはないが、現場の臨床医にとってはきわめて重要で安心感を与える研究だ。

　両誌のこうした特性をよく理解したうえで、穏便な論文はNEJMに投稿し、衝撃的な論文はランセットに投稿したのは、論文を投稿したグループの意図的な判断と選択の結果だろう。よく考えたものだと、言えなくもない。

　なお、ランセット論文の公開後に中断されていたWHOによるヒドロキシクロロキン等のランダム化比較対照試験はその後再開されたものの、中間解析でヒドロキシクロロキンの有効性は認められず、2020年7月4日に投与が中止されている。これらの結果は、NEJMで2020年12月2日にオンライン版が公開、2021年2月21日にプリント版が掲載されている[18]。Covid-19入院患者の28日間死亡率は、ヒドロキシクロロキン投与群が11.0%（104 / 947例）、対照群が9.3%（84 / 906例）で、投与群の死亡リスクの低下を認めないという結果だった（死亡率比1.19、95%信頼区間0.89－1.59、P=0.23）。

■ イベルメクチン──削除された第三の論文

　さて、話はこれで終わらない。

　この3人を含む著者らは、Covid-19患者に対するイベルメクチン（抗寄生虫薬）の有効性を示した論文も公開していた。ただし、NEJMやランセットのような、外部の専門家による審査を経て公開される専門誌ではない。第三者による審査を経ずに、研究者が自由に投稿し公表できる「プレプリント・サーバー」（preprint server）と呼ばれるウェブ上のプラットフォームに投稿し、そのままオンライン公開された。この論文も現在は削除されている。削除される前の論文を批判し、論文を保存し、経緯を解説しているスペインの研究者のブログ記事[19]と、保存された論文の現物を参考に、概略をまとめよう。

　論文の最初のヴァージョンは、2020年4月6日に投稿・公開された。NEJMやランセットとおなじ患者データベースを用いている。アジア・ヨーロッパ・アフリカ・北米・南米の5大陸の169の病院で、2020年1月1日か

ら 3 月 1 日の期間に Covid-19 と診断され、人工呼吸器を装着された重症患者 1,970 人を対象とした。このうち 52 例がイベルメクチンの投与を受け、1,918 例は投与を受けなかった。投与群の死亡率は 7.7％で、非投与群の 18.6％よりはるかに低く、投与群の死亡リスクは非投与群より 82％低下するという結果だった（ハザード比 0.18、95％信頼区間 0.07-0.48、ログランク検定 P<0.001）。

この論文には、アフリカ大陸の患者でイベルメクチンの投与を受けた患者が 3 例含まれている。ところが、2020 年 3 月 1 日の時点で、アフリカ大陸全体で Covid-19 が確認されたのは 2 例にすぎなかった。

この点をスペインの研究者が著者らに指摘したところ、最初のヴァージョンの論文は削除され、第 2 のヴァージョンが 4 月 19 日に投稿・公開された。アジア・ヨーロッパ・北米の 3 大陸（第 1 ヴァージョンは 5 大陸）の 169 の病院で（第 1 ヴァージョンと同数）、2020 年 1 月 1 日から 3 月 1 日の期間に Covid-19 と診断された入院患者のうち、イベルメクチンの投与を受けた 704 例と、投与を受けなかった 704 例（投与群と性別・年齢・重症度などの特性をマッチさせてそろえた）を対象にした。投与群の院内死亡率は 1.4％で、非投与群の 8.5％よりはるかに低く、投与群の院内死亡リスクは非投与群より 80％低下するという結果だった（ハザード比 0.20、95％信頼区間 0.11-0.37、P<0.0001）。

この論文に対してスペインの研究者は、本文で報告されている数値と、図に表示されている数値のあいだに不一致がある点などを指摘している（院内死亡率が、本文では投与群が 1.4％、非投与群が 8.5％と報告されているのに対して、図 1 では投与群が約 0.1％、非投与群が約 1％）。

ところが、これらの論文の結果を根拠として、ペルーの保健省は Covid-19 の治療薬としてイベルメクチンを推奨し、ボリビアの保健当局は 35 万回分を無料で配布したという。

もうひとつのイベルメクチン論文の撤回

その後、プレプリント・サーバーの編集部が撤回した、もうひとつのイベルメクチンの論文[20] について、『ネイチャー』2021 年 8 月 2 日の記事[21] と、論文の現物を参照しながら、簡単に触れておく。

この投稿論文の第1版は、2020年11月13日にエジプトの研究者がプレプリント・サーバーのひとつである Research Square に投稿し公開された。有症状の Covid-19 患者400人を100人ずつランダムに4グループに分け、未感染の医療従事者または感染者の接触者200人を100人ずつ2グループに分けた。

　4グループの患者の死亡率は、イベルメクチンの投与を受けた2グループが1%（2/200例）、イベルメクチンの代わりにヒドロキシクロロキンの投与を受けた2グループが12%（24/200例）だった（P<0.001）。つまり、イベルメクチンを投与した場合は、ヒドロキシクロロキンを投与した場合と比べて、死亡率が0.08倍と低く（1%/12%）、死亡リスクが92%低下（1－0.08=0.92=92%）するという、劇的な効果を示す結果だった。

　この論文に疑念が生じた発端は、ロンドン大学の修士の学生が、授業の課題でこの論文を読んだところ、他の論文と同一の表現が複数あることを見つけたことだ。この学生から連絡を受けた、科学論文の不正を専門とする研究者グループがさらに調査したところ、患者データの重複、生データと論文報告データの不一致、研究の開始前に死亡している患者の存在などの不審点が見つかった。

　研究グループの報告を受けたプレプリント・サーバーは、2021年7月14日に「編集者の付記」を論文の冒頭に掲載し、論文を撤回して、正式な調査を行うと表明した。論文の著者であるエジプトの研究者は、プレプリント・サーバー編集部が撤回する前に連絡を受けなかったと、『ネイチャー』誌の取材に答えている。

イベルメクチン、米国医師会のプレスリリース

　イベルメクチンに関するもうひとつの状況に触れておこう。

　2021年9月1日、米国医師会・米国薬剤師会などの専門家3団体はプレスリリースを公表し、臨床試験の参加者以外の Covid-19 患者に対するイベルメクチンの処方・販売・服用を、ただちに中止するよう警告している[22]。プレスリリースによれば、イベルメクチンの処方と販売はパンデミック前の25倍に増加し、とくにこの数か月で増加が著しい。

　いっぽう、イベルメクチンに起因する薬物中毒センターへの連絡はパンデミ

ック前の５倍に増加し、吐気・嘔吐・下痢・血圧低下・意識水準の低下・錯乱・幻覚・痙攣・昏睡・死亡などの事例が報告されているという。

注目と名声を求めて？

　NEJMとランセットという、世界の臨床医学を代表する２誌から論文が撤回されるという、「コロナ時代の最初の巨大な研究スキャンダル」について解説した。この事件によって、２誌の威信が大きく損なわれたのは否定しがたい。その反面、外部の専門家に論文の審査を依頼し、その厳しさは他誌をはるかに凌ぐはずの２誌でさえ、審査のプロセスで論文の不自然な点に気づけず採択と公開に至ったことに、問題の難しさが表れているともいえる。

　というのも、論文を審査する外部の専門家は、論文の重要性や革新性を評価することが任務であり、論文の不正を発見することが仕事ではないからだ。かりに論文を投稿する側が確信犯で、実際には存在しないデータをゼロから捏造してもっともらしく記述した場合、審査の網の目を潜り抜けるのを完全に防止することは困難だろう。

　後半で紹介したイベルメクチンの２編の論文は、外部の専門家の審査を受けるプロセスを経ずに、著者が自由に論文を投稿し公開されるプレプリント・サーバーのシステムを利用している。この場合、論文の不正や不適正の存在を第三者が発見するのは、ほぼ不可能だ。不審の疑いが生じ撤回に至ったふたつの論文は、むしろ例外的なケースといえる。新型コロナウイルス感染症の治療法に世界中が関心を寄せている現在、注目と名声を求めて不適切なプレプリント論文を投稿し公表する研究者も少なくないと、想定しておいたほうが現実的だろう。

　デサイ氏ら３人のイベルメクチンのプレプリント論文を検証したスペインの研究者は、「パンデミックの時であっても、科学的な厳格さが必要とされる」（scientific rigor is needed, even in pandemic times.）と、ブログ記事を結んでいる。

　それはそうだろう。とはいえ、世界中の無数の人々の生命と健康がかかっている以上、むしろ「パンデミックの時こそ」、科学的な厳格さが必要とされるのではないだろうか。緊急性と科学性の両立という、この課題を実現したラン

ダム化比較対照試験を、つぎに紹介しよう。

《引用文献》

[1] Piller C, Servick K. Two elite medical journals retract coronavirus papers over data integrity questions. Science. June 4, 2020. https://www.sciencemag.org/news/2020/06/two-elite-medical-journals-retract-coronavirus-papers-over-data-integrity-questions

[2] Mehra MR, Desai SS, Kuy S, et al. Cardiovascular disease, drug therapy, and mortality in Covid-19. N Engl J Med 2020; 382: e102. https://www.nejm.org/doi/full/10.1056/NEJMoa2007621

[3] Mehra MR, Desai SS, Kuy S, et al. Cardiovascular disease, drug therapy, and mortality in Covid-19. N Engl J Med 2020; 382 e102.（日本語抄録）https://www.nejm.jp/coronavirus/contents/original-article08.php

[4] Mancia G, Rea F, Ludergnani M, et al. Renin-angiotensin-aldosterone system blockers and the risk of Covid-19. N Engl J Med 2020; 382: 2431–2440. https://www.nejm.org/doi/full/10.1056/NEJMoa2006923

[5] Reynolds HR, Adhikari S, Pulgarin C, et al. Renin-angiotensin-aldosterone system inhibitors and risk of Covid-19. N Engl J Med 2020; 382: 2441–2448. https://www.nejm.org/doi/full/10.1056/NEJMoa2008975

[6] Mehra MR, Desai SS, Ruschitzka F, et al. RETRACTED: Hydroxychloroquine or chloroquine with or without a macrolide for treatment of COVID-19: a multinational registry analysis. Lancet 2020; S0140-6736: 31180-6. https://www.thelancet.com/journals/lancet/article/PIIS0140-6736（20）31180-6/fulltext

[7] James W, et al. An open letter to Mehra et al and The Lancet. May 28, 2020. https://zenodo.org/record/3871094#.YSQU-Y4zalG

[8] The Guardian. Questions raised over hydroxychloroquine study which caused WHO to halt trials for Covid-19. May 28, 2020. https://www.theguardian.com/science/2020/may/28/questions-raised-over-hydroxychloroquine-study-which-caused-who-to-halt-trials-for-covid-19

[9] Department of Error. Lancet 2020; S0140-6736: 31249-6. https://www.sciencedirect.com/science/article/pii/S0140673620312496?via%3Dihub

[10] James W, et al. An open letter to Mehra et al and The Lancet. May 28, 2020. https://zenodo.org/record/3871094#.YSQU-Y4zalG

[11] James W, et al. An open letter to Mehra et al and The New England Journal of Medicine. June 2, 2020. https://zenodo.org/record/3873178#.YXTuohpBy1E

[12] Rubin EJ. Expression of concern: Mehra MR et al. cardiovascular disease, drug therapy, and mortality in Covid-19. N Engl J Med 2020; 382: 2464. https://www.nejm.org/doi/full/10.1056/NEJMe2020822

[13] The Lancet editors. Expression of concern: hydroxychloroquine or chloroquine with or without a macrolide for treatment of COVID-19: a multinational registry analysis. Lancet 2020; 395: e102 https://www.thelancet.com/journals/lancet/article/PIIS0140-6736（20）31290-3/fulltext

[14] Mehra MR, Ruschitzka F, Patel AN. Retraction-hydroxychloroquine or chloroquine with or without a macrolide for treatment of COVID-19: a multinational registry analysis. Lancet 2020; 395: 1820. https://www.thelancet.com/journals/lancet/article/PIIS0140-6736（20）31324-6/fulltext

[15] Mehra MR, Desai SS, Kuy S, et al. Retraction: cardiovascular disease, drug therapy, and

mortality in Covid-19. N Engl J Med 2020; 382: 2582. https://www.nejm.org/doi/full/10.1056/NEJMc2021225

[16] Piller C. Who's to blame? These three scientists are at the heart of the Surgisphere COVID-19 scandal. Science. June 8, 2020. https://www.sciencemag.org/news/2020/06/whos-blame-these-three-scientists-are-heart-surgisphere-covid-19-scandal

[17] The New York Times. The doctor behind the disputed Covid data. July 27, 2020. https://www.nytimes.com/2020/07/27/science/coronavirus-retracted-studies-data.html

[18] WHO Solidarity Trial Consortium. Repurposed antiviral drugs for Covid-19: interim WHO Solidarity trial results. N Engl J Med 2021; 384: 497-511. https://www.nejm.org/doi/full/10.1056/nejmoa2023184

[19] Barcelona Institute for Global Health. Ivermectin and COVID-19: how a flawed database shaped the pandemic response of several Latin-American countries. May 29, 2020. https://www.isglobal.org/en/healthisglobal/-/custom-blog-portlet/ivermectin-and-covid-19-how-a-flawed-database-shaped-the-covid-19-response-of-several-latin-american-countries/2877257/0

[20] Elgazzar A, Eltaweel A, Youssef SA, et al. Efficacy and safety of ivermectin for treatment and prophylaxis of COVID-19 pandemic. Research Square 2020. https://www.researchsquare.com/article/rs-100956/v3

[21] Reardon S. Flawed ivermectin preprint highlights challenges of COVID drug studies. Nature 2021; 596: 173-174. https://www.nature.com/articles/d41586-021-02081-w

[22] American Society of Health-System Pharmacists. AMA, APhA, ASHP call for immediate end to prescribing, dispensing, and use of ivermectin to prevent or treat COVID-19 outside clinical trials. September 1, 2021. https://www.ashp.org/News/2021/09/01/ama-apha-ashp-call-for-end-to-ivermectin-to-prevent-or-treat-covid-19

6

ランダム化比較対照試験

治療

パンデミックの時こそ、
緊急性と科学性を両立させる——デキサメタゾン

　Covid-19 が猛威をふるい、世界で多数の感染者が出ていた 2020 年当初、入院した患者の死亡を防げる治療法はなかった。インフルエンザに対するタミフルなどのような、新型コロナウイルスに特異的にはたらく治療薬は、むろんまた開発されていない。すでに存在する薬物のなかから、Covid-19 に効果を発揮する薬物を探す、暗中模索がはじまった。

　Covid-19 による入院患者の死亡リスクを改善する効果が、最初にしっかりと確認されたのは、副腎皮質ホルモンの一種であるデキサメタゾンだ。デキサメタゾンは、世界のどこの病院にも置いてあるような、きわめてありふれた薬剤である。日本の薬価は、ジェネリック錠剤 1 錠（4mg）が、わずか 29.9 円。点滴や注射に使う 1 アンプル（6.6mg）が、たったの 149 円しかしない。

　ありふれて安価なこのデキサメタゾンだが、Covid-19 入院患者の死亡を減らす効果の有無を調べた研究は、ランダム化比較対照試験（基礎編 9 参照）の方法で行われた。それも、「臨床試験の教科書を書き換える」[1] と評されるような革新的な方法が使われた。

RECOVERY 試験

　この臨床試験のプロジェクトは、「RECOVERY Trial」と名付けられた。"RECOVERY" は、Randomised Evaluation of COVID-19 Therapy という、研究プロジェクトの正式名称の頭文字などを取った略称。この略称に、recovery の「回復」という意味がかけ合されている。こうした語呂合わせのような命名もよくある。WHO が国際協同で組織した Covid-19 患者の治療薬の臨床試験の名前は、「SOLIDARITY Trial」。Solidarity つまり「連帯」をもじった命名

だった。

　RECOVERY 試験は、英国オックスフォード大学が組織した。英国の 176 施設が参加し、同国の Covid-19 入院患者の約 10%が登録された。デキサメタゾン、抗マラリア薬のヒドロキシクロロキン、抗 HIV 薬のロピナビル・リトナビル合剤、抗菌薬のアジスロマイシンなど、ほかの疾患の治療薬としてすでに存在するさまざまな薬剤の、Covid-19 入院患者に対する有効性と安全性を、つぎつぎと評価するように研究計画が立てられた。ひとつの臨床試験プロジェクトのなかで、複数の薬剤の有効性と安全性を、同時進行で評価したのである。

　デキサメタゾンに関する部分の論文は、暫定的な報告が 2020 年 7 月 17 日に『ニュー・イングランド・ジャーナル・オブ・メディスン』（NEJM）にオンライン公開され、内容を改定した最終報告が 2021 年 2 月 25 日に印刷版で出版された[2]。日本語抄録も公開されている[3]。最終報告版の論文の抄録に補足をくわえながら、研究のあらましを見てみよう。

▌論文抄録でみる研究の概略

背景：デキサメタゾンのような糖質コルチコイド（副腎皮質ホルモンの一種）は、炎症を抑えることで、Covid-19 による肺の損傷の悪化を防ぎ、呼吸不全や死亡への進行を改善する可能性がある。

方法：RECOVERY 試験の一部として、Covid-19 入院患者を 1：2 の比でランダムにふたつのグループに分けた。第 1 のグループには、肺炎患者に対する通常の治療にくわえて、デキサメタゾン（1 日 1 回 6 mg）を最長 10 日間、経口の錠剤または静脈注射で投与した。第 2 のグループには、通常治療のみを行い、デキサメタゾンは投与しなかった。盲検化は行わなかった。研究の主要評価指標は、ランダム化から 28 日以内の全死因死亡率（死因を問わない死亡率）とした。

結果：2,104 例をデキサメタゾン群、4,321 例を通常治療群に割り付けた。ランダム化から 28 日以内の死亡率は、デキサメタゾン群が 22.9%（482 / 2,104 例）、通常治療群が 25.7%（1,110 / 4,321 例）だった。死亡率比（デキサメタゾン群の死亡率 / 通常治療群の死亡率）は、0.83 だった（95% 信頼区間、0.75－0.93）（年齢補

正あり・後述)。

　デキサメタゾン群と通常治療群との死亡率の差や比は、ランダム化した時点の患者の呼吸管理の状態によって大きく異なっていた。

　　①もっとも重症で、人工呼吸器やECMOによる侵襲的な呼吸管理を受けていた患者では、デキサメタゾン群のほうが通常治療群よりも死亡率が低かった（29.3%対41.4%、死亡率比0.64、95%信頼区間、0.51—0.81）。

　　②つぎに重症で、酸素の投与は受けていたが、人工呼吸器やECMOによる呼吸管理は受けていなかった患者でも、デキサメタゾン群のほうが通常治療群よりも死亡率が低かった（23.3%対26.2%、死亡率比0.82、95%信頼区間、0.72—0.94）。

　　③いっぽう、対象者の中ではもっとも軽症で、酸素の投与も人工呼吸器やECMOによる呼吸管理も受けていなかった患者では、デキサメタゾン群の死亡率は通常治療群より低くなかった（17.8%対14.0%、死亡率比1.19、95%信頼区間、0.92—1.55）。

結論：Covid-19入院患者にデキサメタゾンを投与することにより、重症で、ランダム化の時点で侵襲的な人工呼吸管理や酸素の投与を受けていた患者では、28日死亡率が低下した。しかし、より軽症で、人口呼吸管理や酸素投与を受けていなかった患者では、28日死亡率は低下しなかった。

　この研究は、ランダム化比較対照試験の研究デザインを採用して行われた。**図表6-1**にランダム化比較対照試験のシェーマを示す。**図表6-2**に、シェーマに基づくこの研究の調査の概略を示す。

▌研究のスピード

　この臨床試験が画期的だった点のひとつは、パンデミック初期の混乱のさなかに研究が行われたにもかかわらず、きわめて短期間で、研究の実施、研究結果の公表、診療の現場へのデキサメタゾンの導入が行われたことである。

　論文著者らによると、研究計画書の第1版が作成（2020年3月13日）されてから100日も経たない期間に、対象者の登録、デキサメタゾンの投与、データ

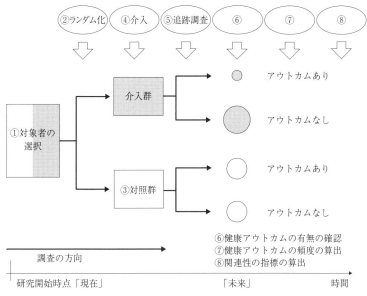

図表 6-1　ランダム化比較対照試験のシェーマ

解析が行われた。2020 年 6 月 16 日には、デデキサメタゾンの有効性に関する予備的な結果が、英国政府の関係機関から公表され、おなじ日に、同国の Covid-19 入院患者の診療現場に導入された。

　2020 年 7 月 17 日には、論文の暫定版が NEJM にオンライン公開された。その後、英国をはじめ、欧州医学機構（European Medical Agency）、米国 NIH、WHO のガイドラインが改定され、人口呼吸管理や酸素投与を受ける Covid-19 入院患者に対して、デキサメタゾンの使用が標準治療として取り入れられ、世界中で使用されるようになった。

危機の時こそ厳密な研究

　NEJM 論文のオンライン公開と同時に、米国国立アレルギー・感染所研究所所長のアンソニー・ファウチ（Anthony S. Fauci）氏らが、「パンデミックの状況での研究」と題する論評を寄せている[4]。

研究デザイン：ランダム化比較対照試験

① 対象者の選択	○	英国の176施設で対象者を登録。 適格基準：COVID-19が検査で確認されたか、COVID-19が疑われる入院患者。年齢制限なし。 除外基準：研究に参加した場合に、顕著なリスクの可能性のある既往歴があると、診療医が判断した者。
② ランダム化	○	6,425人を1：2の比率でランダム化。
③ 対照群または比較群	○	介入群または対照群の2群に分ける。
④ 介入	○	介入：通常治療にくわえて、デキサメタゾン（1日1回6mg）を最長10日間、錠剤または静脈注射で投与。 対照群への処置：通常治療のみ。デキサメタゾンに対するプラセボは使用せず。 　　二重盲検は実施せず（医療者と患者の双方が、患者の所属が介入群なのか対照群なのか知っている）。 　　デキサメタゾン群：2,104人。通常治療群：4,321人。
⑤ 追跡調査	○	ランダム化から28日後、死亡、退院のいずれかが生じた時点で、オンラインの追跡調査票を医療者が1回だけ入力。
⑥ 健康アウトカムの有無の確認	○	主要評価指標：ランダム化から28日以内の全死因死亡。
⑦ 健康アウトカムの頻度の算出	○	累積死亡率：デキサメタゾン群と通常治療群。 　　対象者全体：22.9%（482 / 2,104例）と25.7%（1,110 / 4,321例）。 　　・人工呼吸器やECMOの侵襲的な呼吸管理ありの患者： 　　　29.3%（95 / 324）と41.4%（283 / 682）。 　　・酸素の投与あり、侵襲的な呼吸管理なしの患者： 　　　23.3%（298 / 1,279）と26.2%（682 / 2,604）。 　　・酸素の投与なし、侵襲的な呼吸管理なしの患者： 　　　17.8%（89 / 501）と14.0%（145 / 1,034）。
⑧ 関連性の指標の算出	○	年齢補正死亡比（95%信頼区間） 　　死亡率比＝デキサメタゾン群の死亡率 / 通常治療群の死亡率。 　　平均年齢に、デキサメタゾン群（66.9歳）と通常治療群（65.8歳）で差があったため、年齢補正ハザード比を算出。ハザード比を死亡率比として報告。 　　・対象者全体：0.83（0.75 − 0.93）　P<0.001。 　　・人工呼吸器やECMOの侵襲的な呼吸管理ありの患者： 　　　0.64（0.51 − 0.81）。 　　・酸素の投与あり、侵襲的な呼吸管理なしの患者： 　　　0.82（0.72 − 0.94）。 　　・酸素の投与なし、侵襲的な呼吸管理なしの患者： 　　　1.19（0.92 − 1.55）。

図表6-2　デキサメタゾンとCovid-19入院患者の死亡リスクのランダム化比較対照試験の論文の概要

　論説によると、かつては、疾患の集団発生（アウトブレイク）が生じている状況では、治療法などについて厳密な臨床研究を行うのはふさわしくないという考え方が一般的だった。人々が次々と死亡するような時には、可能性のあるすべての治療を試すチャンスが与えられるべきで、厳密な方法の臨床研究など行っている場合ではない、というわけだ。

しかし、学界の意見は次第に変化し、2018—2020 年にコンゴ民主共和国で
エボラ熱の集団発生が生じた際には、適切な規模のランダム化比較試験が行わ
れ、ふたつの薬剤の有効性を明確に確認することができたという。

今回の RECOVERY 試験も、こうした世界の研究動向を踏まえて行われた。
Covid-19 患者に対する効果的な治療法や予防法を明らかにするうえで、科学
的に厳密で倫理的に適切な臨床研究は、「もっとも迅速でもっとも効率的な道
すじ」（the quickest and most efficient pathway）なのであると、論評は結んでい
る。

大規模でシンプルな単一プロトコル試験

RECOVERY 試験は、研究の開始から 3 カ月あまりで 12,000 例という多数
の患者を登録し、重症の Covid-19 入院患者に対するデキサメタゾンの有効性
を明らかにし、診療現場の実践を変えた。

大規模な臨床試験であるにもかかわらず、なぜ短期間で結果を出せたのだろ
うか。そこには、おもに 3 つの要因が寄与している [5]。

①研究の設計や実務をできるだけシンプルにした。
②今日の情報技術を積極的に活用した。
③単一の**研究計画書（プロトコル）**を採用した。

順番に見ていこう。

①について、この研究のどこがシンプルなのか、いくつか例を挙げる。

第 1 に、研究の主要評価指標は、ランダム化してから 28 日以内の全死因死
亡率とした。全死因死亡という評価指標の場合、死因を問わずに、患者が死亡
すれば健康アウトカムが発生したとしてカウントする。患者が死亡したか否か
だけを問題にした。死亡か否かという情報であれば、集めるのは容易である。

第 2 に、患者の診療を行いながら研究にも参加する医療従事者の負担を軽減
するために、呼吸機能、検査データなどの情報の報告を求めなかった。

第 3 に、患者の追跡調査に関する情報（生死、入退院、人工呼吸器の使用など）

について、現場の医療従事者による報告は、ランダム化から28日後の時点（死亡や退院の場合はその時点）で、1回だけ行われた。これも通常の臨床試験であれば、追跡調査は複数回行い、くり返し情報提供を求めるのが一般的だ。しかし診療現場の担当者が、データを複数回報告するのは負担が大きい。そこで今回は、追跡調査のデータ報告を1回のみとすることで、現場の負担を軽減した。

　第4に、患者の同意書、患者を臨床試験に登録する際の症例データ報告などは、1ページの簡便な様式を用いた。

情報技術の活用

　②の情報技術の積極的な活用についても、例を挙げる。

　第1に、現場の医療従事者が入力などにかかわる情報は、診療現場でオンライン入力できるシステムを構築した。たとえば、患者を臨床試験に登録する情報をオンライン入力すると、その場でランダム化の結果が示され、患者に対して通常治療のみを行うか、通常治療にくわえてデキサメタゾンを投与するかが指示された。

　第2に、現場で医療従事者が入力するデータ以外の、ルーチンで収集されるデータを、最大限に活用した。具体的には、病院の電子カルテの情報（診断、処置、退院など）、患者が死亡した場合に行政が登録するデータ、病院に患者を紹介した診療所の電子カルテの情報（既往歴など）、集中治療室のデータなどだ。

　フォーマットの異なる25種類のデータベースが使用されたという。2021年3月の時点で、RECOVERY試験には39,000人の対象者が登録されているが、医療従事者が手入力したデータが10万行、ルーチンのデータベースから収集されたデータは30万行におよぶという。患者1例に対して、出所の異なる何行ものデータが存在することになる。アルゴリズムを開発し活用することで、これらのデータを整理し統合しているのだ。

単一のプロトコル

　③の単一の研究計画書（プロトコル）について述べる。

臨床試験を企画する際には、「プロトコル」（protocol）と呼ばれる研究計画を事前に作成する。プロトコルでは、研究の実施に必要なさまざまな項目を定義する。研究対象者の適格基準や除外基準、介入の内容（治療薬の投与量、投与方法、期間）、対照群に対する処置（プラセボを使用するかなど）、主要評価指標の定義、副次的評価指標の定義、などである。

　話はそれるが、Covid-19によるパンデミックが拡大するなか、抗マラリア薬であるヒドロキシクロロキン効果を喧伝する言説が拡がった。そこで、世界の多数の研究グループが、「Covid-19患者に対するヒドロキシクロロキンの有効性を評価するランダム化比較試験」のプロトコルを作成し、研究を開始した。2020年末の時点で、ヒドロキシクロロキンの臨床試験が250件近く行われている[6]。

　とはいえ、250件の臨床試験が、すべておなじプロトコルを採用しているわけではない。対象者の適格基準がたとえば「Covid-19の入院患者」であっても、除外基準として軽症例を除外する研究もあれば、逆に重症例を除外する研究もある。主要評価指標を「死亡率」とする研究もあれば、「重症度」の改善とする研究もあれば「入院期間」の短縮とする研究もある。ひとくちに「Covid-19入院患者に対するヒドロキシクロロキンの有効性を評価するランダム化比較試験」と言っても、プロトコルが大きく異なれば、もはや別の研究と考えたほうがよい。

　この場合、どのような問題が生じるか。ある研究ではヒドロキシクロロキンは「有効」、別の研究では「無効」という結果が出たとしても、プロトコルが異なれば、結果を単純に比較することはできないので、解釈に困難が生じる。プロトコルの異なる臨床試験が乱立することで、ヒドロキシクロロキンの意義を評価することが、かえって難しくなる。

　こうした事態を改善するための対応のひとつが、単一のプロトコルを採用して、多施設の共同研究を行うことである。対象者の適格基準や除外基準、主要評価指標の定義、ランダム化の方法、データ収集の方法などについて、いわば共通のインフラを整備することだ。

　RECOVERY試験には、英国の176施設が参加した。もしもかりに、それぞれの施設の研究者が、独自のプロトコルを176件作成したら、それらの結果を

単純に比較することはきわめて難しい。また、パンデミックのさなかで目の前の患者の診療に忙殺される現場の医療従事者が、施設ごとに異なるプロトコルを作成する余裕もない。176施設が単一のプロトコルを採用したことで、多数の対象者を短期間で登録することが可能になったのである。

けっきょく、RECOVERY試験は、①1980年代に心筋梗塞の治療の研究で普及した大規模でシンプルなランダム化比較対照試験という方法、②2020年代の進化した情報技術、さらに③複数の研究者が単一で共通の手順に従うプロトコル、を組み合わせることで、パンデミック下にもかかわらず大規模な臨床試験を実施し、わずか3か月で結果を出せることを示した[7, 8]。臨床試験の教科書を書き換え、臨床試験の新たなスタンダードを設定したと評価されるのも理解できる。

なお、すぐ後で述べるように、RECOVERY試験では、単一のプロトコルという方法論のなかでも、とくに「**マスタープロトコル**」（master protocol）という方法を採用し、しかもマスタープロトコルのなかでも、「**プラットフォーム試験**」（platform trial）の方法を採用している。おなじランダム化比較対照試験でも、伝統的な方法から大きく飛躍した、革新的な手法を採用したのである。

3種類のマスタープロトコル

ランダム化比較対照試験を行う場合、これまでは、単一の疾患に対して、単一の治療法を評価する研究が多かった。しかし最近は、単一の疾患に対して複数の治療法をつぎつぎと評価したり、単一の治療法を複数の疾患に対して同時に評価したりする研究が行われるようになっている。この際に用いられるプロトコルを、とくにマスタープロトコルという。マスタープロトコルは、歴史的にはおもに抗がん剤の開発の分野で発展した方法で、つぎの3種類が代表的だ[9]。

①**アンブレラ試験**（umbrella trial）。単一の疾患（たとえば肺がん）に対して、複数の薬剤の有効性や安全性を評価する。

②**バスケット試験**（basket trial）。単一の薬剤（たとえばがん免疫療法）の

有効性や安全性を、複数の疾患（たとえば同じ遺伝子を発現している肺が
ん、胃がん、乳がんなど）で評価する。
③**プラットフォーム試験**（platform tiral）。単一の疾患に対する複数の薬剤
の有効性や安全性を評価する。この際、研究の途中の段階で、評価の終
わった治療薬を中止したり、新しい治療薬を追加したりすることができ
る。

RECOVERY 試験は、これらのマスタープロトコルのなかで、プラットフォ
ーム試験と呼ばれる研究手法を採用している。くわしく説明しよう。

プラットフォーム試験

プラットフォーム試験では、ひとつの疾患に対する複数の治療法（たとえば
薬剤 A、B、C）の効果を、同時に評価する。研究が進み、たとえばひとつの治
療法（たとえば薬剤 A）に有効性がないことがわかれば、その治療法は中止さ
れる。いっぽう、研究が開始された後に有望な治療法の候補（たとえば薬剤 D）
が現れれば、その治療法が追加される[10, 11]。

RECVOERY 試験の当初の研究計画では、対象者を 2：1：1：1 の比でつぎ
の 4 グループにランダムに割り付けた[12]。

①通常治療のみの対照群。
②通常治療 + デキサメタゾン群。
③通常治療 + ロピナビル・リトナビル合剤（抗 HIV 薬）。
④通常治療 + インターフェロン β（免疫抑制剤）。

今回解説した NEJM 論文は、①通常治療のみの対照群と②通常治療 + デキ
サメタゾン群の比較という、RECOVERY 試験で評価している複数の薬剤のう
ちのひとつに焦点をあてた報告ということになる。

冒頭の記述をくり返すが、これらの薬剤はいずれも、新型コロナウイルスの
治療薬として新規に開発されたものではない。他の疾患に対する治療薬として

承認され使用されている薬剤である。たとえばインフルエンザの場合、インフルエンザウイルスに対して特異的に作用するタミフルやリレンザのような薬剤が存在する。同様に、新型コロナウイルスに対しても、ウイルスに特異的に作用する薬剤を開発することがもっとも重要だ。しかし、こうした薬剤の開発には時間がかかる。そのため RECOVERY 試験では、別の疾患に対して使われてきた既存の薬剤を、Covid-19 患者に転用して、その有効性や安全性を調べた。

　2020 年 3 月に開始された RECOVERY 試験は、その後も進行中である [13]。研究開始から 1 年後の 2021 年 3 月時点では、13 の治療群に患者が登録されている。登録された Covid-19 患者は約 40,000 人におよび、英国の Covid-19 入院患者全体の約 10%に相当する。この間に、デキサメタゾンとトシリズバム（抗 IL-6 抗体）の死亡率改善に対する有効性を明らかにした。いっぽう、アジスロマイシン（抗菌薬）、コルヒチン（抗炎症薬）、Covid-19 回復者血清、ヒドロキシクロロキン（抗マラリア薬）、ロピナビル・リトナビル合剤（抗 HIV 薬）には効果がないことも明らかにした。効果がないことが判明した治療法は中止しながら、さらに新しい治療法の評価を継続している。

古典的なランダム化比較対照試験とプラットフォーム試験の比較

　古典的なランダム化比較対照試験でも、たとえば対象者を 3 つのグループに割り付け、対照群にくわえて、ふたつの治療法を同時に評価することはある。ただしこの場合、当初に計画したふたつの治療法を評価するのに必要な人数の対象者が登録されてしまえば、それ以上の対象者の登録は行わない。また、ふたつの治療法の評価が終われば、研究も終了する。ふたつの治療法とは別の、3 つ目の治療法を評価したければ、あらたに別のランダム化比較試験を計画して参加者を登録し、対照群と 3 つ目の治療法を行う介入群の 2 グループを設定する。新しい治療法を評価するたびに、新しいランダム化比較試験をそのつど実施するのが通例だ。

　これに対してプラットフォーム試験では、たとえば最初に、対象者を 3 つのグループに割り付け、対照群にくわえて、ふたつの治療法を同時に評価する。ひとつの治療法に効果がないとわかれば、この治療群に対する参加者の登録は

中止する。いっぽう３つ目の治療法が候補として有望と判断されれば、あらたに治療群を設定し、新しい参加者を登録する。参加者の登録を継続しながら、効果のない治療法は中止し、有望な治療法の候補を追加する。

つまり、単一のランダム化比較試験という「プラットフォーム」の上で、多数の治療法の評価をつぎつぎと実施する。そのため、新しい治療法を評価するたびに、そのつど研究組織を立ち上げ、研究計画を立て、参加者の登録を行うような古典的なランダム化比較対照試験よりも、効率的に多数の治療法の評価が行えるという利点がある。

けっきょく、RECOVERY 試験が、研究開始から１年足らずという短期間で、多数の薬剤の有効性の有無をつぎつぎと評価し、Covid-19 入院患者の治療法の確立に対してめざましい成果を上げることが可能だったのは、このプラットフォーム試験の方法を採用した点が大きい。

研究の問題点

デキサメタゾンの RECOVERY 試験に関する NEJM 論文に対して、ハーバード大学の研究者が論評を著し、研究の方法論上の問題点をいくつか指摘している[14]。ここでは、①盲検化（blinding）が行われていない点と、②複数の治療薬を評価するにあたり単一で共通の対照群を設定している点について、論評を補って解説してみよう。

まずは、①盲検化が行われていない点について述べる（基礎編９も参照）。デキサメタゾン試験では、通常治療＋デキサメタゾンと通常治療のみの比較を行っているが、通常治療のみを行う患者に対して、デキサメタゾンに対応するプラセボは使われていない。そのため、患者も、患者の治療にあたる医療者も、患者が割り付けられているのが、通常治療＋デキサメタゾンのグループなのか、通常治療のみのグループなのか、わかるようになっている。

つまり、二重盲検（double blind）の措置が取られていない。いっぱんに、盲検化が行われず、患者が所属するグループを医療者が知っていると、研究の評価指標を判定する際に過大評価や過小評価が生じる可能性がある。ただし、RECOVERY 試験の主要評価指標は、全死因死亡、つまり死因を問わず患者が

死亡したか否かである。患者が死亡したか否かを判定する際に、デキサメタゾンが使用されていたか否かを医療者が知っていることが、大きな影響を与えることは考えにくい。

　そのいっぽう、この研究では、副次的評価指標として、退院までの日数（入院期間）と、ランダム化された時点で人工呼吸器を装着されていなかった患者が、その後に人工呼吸器の使用を開始したか死亡したかが設定されている。患者を退院させるか否かの判断や、人工呼吸器の使用を開始するかの判断は、患者を診療する医療者が行う。この医療者の判断に、患者がデキサメタゾン投与を受けているか否かを知っていることが、影響をおよぼす可能性はあるだろう。

　たとえば、ある患者の状態が悪化し、人工呼吸器の使用を開始するか否かの判断に迫られた際に、この患者にはデキサメタゾンが投与されていないことを医療者が知っていれば、悪化の程度がより軽い状態でも人工呼吸器の使用を早期に始めるかもしれない。ぎゃくに、この患者にはデキサメタゾンが投与されていることを医療者が知っていれば、しばらく経過観察を行い、人工呼吸器の使用を開始しないかもしれない。

　この場合、デキサメタゾンを投与されている患者は、投与されていない患者と比べて、より重症の段階で人工呼吸器の使用が始められることになる。結果的に、人工呼吸器の使用を開始する患者の割合が、デキサメタゾン群ではじっさい以上に低くなり、薬剤の効果の過大評価につながる可能性がある。これはあくまで仮想例だが、盲検化の措置がとられず、患者がデキサメタゾンの投与を受けたか否かを医療者が知っていることで、副次的評価指標の判定に影響をおよぼし、デキサメタゾンの効果を実際以上に過大評価したり過小評価したりする可能性は否定できない。

▍単一かつ共通の対照群の問題点

　この研究の第2の問題点として、単一で共通の対照群を設定した点についてはどうだろうか。

　RECOVERY試験の当初の研究計画では、対象者を2：1：1：1の比で、①通常治療のみの対照群、②通常治療＋デキサメタゾン群、③通常治療＋ロピ

ナビル・リトナビル合剤（抗 HIV 薬）群、④通常治療＋インターフェロンβ（免疫抑制剤）群の4グループに分けた。つまり、②③④の3種類の介入群を評価する際に、①のグループを共通の対照群として設定した。

　もしもかりに、偶然の影響を受けて、①の対照群の死亡率がたまたま非常に高かったとすれば、②③④の3種類の治療薬の有効性を、実際以上に過大評価する可能性がある。ぎゃくに、①の対照群の死亡率がたまたま非常に低かったとすれば、②③④の3種類の治療薬の有効性を、実際よりも過小評価する可能性がある。

　これは、RECOVERY 試験がプラットフォーム型のランダム化比較試験の方法を採用していることに起因する問題である。古典的なランダム化比較試験の方法を採用したとすれば、②③④の3種類の介入群を評価するために、3件の臨床試験を行うことになる。この場合、②の介入群に対する対照群、③の介入群に対する対照群、④の介入群に対する対照群というように、それぞれの介入群に対して固有の対照群が3つ設定される。もしもかりに②のデキサメタゾン投与群に対する対照群の死亡率がたまたま高く、デキサメタゾンの効果を過大評価したとしても、③と④の治療群にはそれぞれ固有の対照群が設定されているため、これらの治療の効果も過大評価することにはつながらない。

　複数の治療法の効果を同時に評価するために設定した、共通で単一の対照群の治療成績（死亡率）が、偶然の影響でたまたま高くなったり低くなったりすれば、複数の治療法の効果を、実際以上に過大評価したり過小評価したりする可能性がある。

　このような「たまたま生じた偶然の影響」は、あくまで理論的に想定した仮想的な問題にすぎないと考えるかもしれない。

　ところが、である。RECOVERY 試験では、研究の別の部分で、まさにこの「たまたま生じた偶然の影響」が、じっさいに生じたのである。次に述べる、「ランダム化のバッドラック」の現象である（基礎編9も参照）。

ランダム化のバッドラック

RECOVERY 試験では、登録した患者をランダムに通常治療＋デキサメタ

ゾン群（介入群）と通常治療のみ（対照群）の２グループに分けた。ランダムに２グループに分けるのは、たとえば患者ひとりずつにサイコロを振って、偶数の目が出れば介入群、奇数の目が出れば対照群に分けるのとおなじ処置である。その結果として期待されるのは、患者の特性（性別・年齢・人種・疾患の重症度など）がよくそろったふたつのグループ（介入群と対照群）が作られることである。

　ところがRECOVERY試験では、デキサメタゾン群の2,104人の患者の平均年齢（±標準偏差）は66.9歳（±15.4歳）、通常治療群の4,321人では65.8歳（±15.8歳）だった。つまり、デキサメタゾン群の方が通常治療群よりも、平均年齢が1.1歳高かった。

　1.1歳の差というと、小さな差と感じるかもしれない。けれども筆者は、このデータをみたとき、1.1歳もの大きな差があったことに非常に驚いた。

　もしもこれが、20人と40人のグループにランダムに分けた結果であれば、ふたつのグループの平均年齢が１歳くらい違った結果になっても、まったく驚かない。サイコロを20回振ったグループと40回振ったグループで、偶数の目が出る期待値はそれぞれ10回（10 / 20 = 0.5）と20回（20 / 40 = 0.5）だが、たとえばこれが8回（8 / 20 = 0.4）と24回（24 / 40 = 0.6）のように、期待値から多少ばらつく結果が出ても驚かないのとおなじだ。対象者の人数が10倍の200人と400人だったとしても、平均年齢に１歳くらいの差があっても、それほど驚かない。

　ところが、そのさらに10倍に相当する2,104人と4,321人という大規模な集団で、ランダムに２グループに分けた結果として生じた、平均年齢の1.1歳の差は、かなり大きな差として受けとめるような話である。この規模のランダム化比較試験の場合、参加者のもっとも基本的な属性である年齢の平均値は、たとえばふたつのグループで66.4歳と66.4歳のような同一の値や、66.5歳と66.3歳のように、ほぼ同一の値になることがむしろ普通である。登録した患者をランダムに２グループに分けたものの、偶然の結果として、２群の平均年齢がそろった２群ではなく、平均年齢の異なる２群ができるという、不運＝バッドラックが生じたわけである。

　ランダム化が十分に成功していれば、デキサメタゾン群と通常治療群の平均

年齢に差は生じず、たとえば66.4歳と66.4歳となることが期待される。いっぽう今回の研究では、デキサメタゾン群と通常治療群の平均年齢は66.9歳と65.8歳で、ランダム化のバッドラックにより1.1歳の差が生じた。

バッドラックの影響の評価

　すでに起こってしまったバッドラックを、なかったことにはできない。ここで重要になるのは、2グループの平均年齢に差があることで、全体の研究結果にどの程度の影響が生じたかを、定量的に評価することである。RECOVERY試験の研究者は、じっさいにこの評価を行い、その結果を論文の追加資料に報告している[15]。結果の一部を示して説明する。

　図表6-3には、「死亡率比」、すなわち「死亡率」の「比」が示されている。「死亡率比」の分子は、デキサメタゾン群＋通常治療群（介入群）の死亡率。分母は、通常治療のみの群（対照群）の死亡率である。介入群の死亡率（分子）が、対照群の死亡率（分母）より小さければ、死亡率比は1より小さくなる。死亡率比が1より小さくなるほど、対照群と比べて介入群の死亡率は小さく、介入の効果（デキサメタゾン投与の効果）が大きいことを意味する。

　「死亡率比」には、「年齢補正なし（0.87）」と「年齢補正あり（0.83）」のふたつの数値が示されている。「年齢補正なし」の死亡率比は、介入群と対照群の平均年齢に1.1歳の差がある（2群の年齢分布に差がある）状態のままで計算した結果である。この死亡率比は0.87で、対照群の死亡率（分母）と比べて介入群の死亡率（分子）は0.87倍と低かった。1－0.87＝0.13なので、別の表現をすると、介入群の死亡率は対照群の死亡率よりも13％低かった。デキサメタゾン投与により、患者の死亡率が13％低下したことを示す結果だった。

　「年齢補正あり」の死亡率比も示されている。介入群と対照群の平均年齢に実際には1.1歳の差があるものの、統計的な手法を使って、かりに2群の平均年齢に差がなかった（年齢分布に差がなかった）場合に想定される死亡率比を推計している。じっさいには、ランダム化のバッドラックにより2群の年齢の偏りが生じてしまったが、もしもかりに、ランダム化が成功して2群の年齢分布がそろい、偏りが生じなかった場合に想定される死亡率を推計していることに

死亡率比* (95% 信頼区間)	
年齢補正なし	年齢補正あり
0.87 (0.78—0.97)	0.83 (0.75—0.93)

図表 6-3　年齢補正なしとありの死亡率比の比較
*死亡率比＝介入群の死亡率 / 対照群の死亡率。

なる。

　この「年齢補正あり」の死亡率は 0.83 だった。つまり、対照群の死亡率と比べて介入群の死亡率は 0.83 倍と低かった。1−0.83＝0.17 なので、別の表現をすると、介入群の死亡率は対照群の死亡率よりも 17% 低く、デキサメタゾン投与により、患者の死亡率が 17% 低下したことを示す結果だった。

　ふたつの死亡率比をあらためて比べると、「年齢補正なし」では 0.87、「年齢補正あり」では 0.83。デキサメタゾン投与による死亡率の低下は、「年齢補正なし」の死亡率比で見ると 13% だが、「年齢補正あり」の死亡率比で見ると 17% となる。デキサメタゾンが死亡率を下げる効果は、「年齢補正なし」の 13% よりも「年齢補正あり」の 17% の方が大きい。4% の差は、けっして小さな違いではない。

　どちらの結果を採用するのが適切だろうか。

　RECOVERY 試験の研究者がメインの結果として採用しているのは、2 群の平均年齢が 1.1 歳異なるという実際のデータからそのまま計算される、「年齢補正なし」の死亡率比（0.87 倍、13% 低下）ではない。実際のデータに統計的な操作をくわえて、2 群の平均年齢に差がない場合を想定して推計した、「年齢補正あり」の死亡率比（0.83 倍、17% 低下）のほうである。つまり、ランダム化のバッドラックにより 2 群の年齢分布に偏りが生じてしまったが、偏りが生じなかった場合に想定されるデータを、メインの結果として採用し報告しているのである。

　「年齢補正あり」の結果のほうが、「年齢補正なし」の結果よりも適切なのはなぜだろうか。以下、その次第を述べる。介入群の平均年齢は、対照群の平均年齢よりも、1.1 歳高い。いっぱんに、Covid-19 入院患者の死亡率は、年齢が高いほうが、年齢が低い場合より、高い傾向がある。RECOVERY 試験の介入

群は、対照群よりも年齢が高いので、デキサメタゾンの投与の有無にかかわらず、死亡リスクが最初から高い状態にあると想定される。

　もともと年齢が高く死亡リスクも高い介入群の患者にデキサメタゾンを投与し、年齢補正をせずに算出すると、介入群の死亡率は対照群より13％低いという結果だった。これに対して、年齢補正を行い、2群の年齢に偏りがなく、年齢によるもともとの死亡リスクを統計的にそろえた状態を想定すると、死亡率の低下は17％と、より大きくなった。

　つまり、年齢補正を行わない13％の死亡率低下というデータは、デキサメタゾンのじっさいの効果を過小評価しており、年齢補正を行って算出された17％の死亡率低下というデータのほうが、ほんらいのデキサメタゾンの効果を示すうえで適切である。こうした理由から、RECOVERY試験の研究者は、年齢補正を行った死亡率比を、メインの結果として採用し報告している。

▌まとめ

　RECOVERY試験は、Covid-19によるパンデミックの第1波の混乱のさなかで英国の現場の医療者が協力して実施した、大規模なランダム化比較対照試験である。仮説や研究プロセスをシンプルにし、情報技術を積極的に活用することで、患者の診療に追われる現場の医療者が参加しやすくした。研究開始からわずか3か月で、デキサメタゾンが呼吸補助を必要とする入院患者の死亡率の改善に有効であることを明らかにした。

　くわえて、プラットフォーム臨床試験という革新的な研究手法を用いることで、デキサメタゾンの有効性のほか、ヒドロキシクロロキンや回復患者の血清投与が無効であることなど、複数の治療の意義をつぎつぎと明らかにした。臨床試験の教科書を書き換えるであろう革新的なこの研究はその後も続けられ、新しい治療の評価が行われ、その結果は世界の診療現場や診療ガイドラインに反映された。

　とはいえ、デキサメタゾンのRECOVERY試験にも、限界や問題点はある。デキサメタゾンに対するプラセボを使わず、二重盲検の措置も取られていない。登録した患者をランダムにデキサメタゾン群と通常治療群に分けたはずが、ラ

ンダム化のバッドラックが生じ、結果的に患者の平均年齢が異なってしまい、研究当初には予定していなかった年齢補正の解析を行わざるをえなかった。

　筆者自身がもっとも革新的と感じるのは、どの治療薬や治療法がCovid-19患者に有効なのか皆目見当がつかないパンデミックの混乱の初期に、このランダム化比較対照試験がすばやく計画され実行された点である。「なにが有効かわからないなかで、悠長にランダム化比較対照試験などを行っている場合ではない。とりあえず可能性のある治療法はなんでも試してみることが必要であり、倫理的でさえある」という類の議論に抗して、「なにが有効かわからないからこそ、ランダム化比較対照試験で評価することが科学的であり倫理的でもあり、しかもそれが実行可能である」ことを、RECOVERY試験は事実によってはっきりと示したのである。

　パンデミックの時だからこそ、エクスキューズをせずに、緊急性と科学性を両立させるための正面突破を行った。その結果、世界のどこの病院にもあるありふれた薬剤であるデキサメタゾンにより、呼吸補助が必要な入院患者の死亡率を改善することを示した。RECOVERY試験のこの結果は、公表後すぐに世界の臨床医に共有され、無数のCovid-19患者の生命を救い、今日も救い続けている。

　この偉大な成果から、学ぶことは少なくないだろう。

《引用文献》

[1] McCall B. Data, all around. Lancet Digit Health 2021; 3: e284-285. https://www.thelancet.com/journals/landig/article/PIIS2589-7500（21）00063-7/fulltext

[2] RECOVERY Collaborative Group. Dexamethasone in hospitalized patients with Covid-19. N Engl J Med 2021; 384: 693-704. https://www.nejm.org/doi/full/10.1056/NEJMoa2021436

[3] RECOVERY Collaborative Group. Dexamethasone in hospitalized patients with Covid-19. N Engl J Med 2021; 384: 693-704.（日本語抄録）https://www.nejm.jp/abstract/vol384.p693

[4] Lane HC, Fauci AS. Research in the context of a pandemic. N Engl J Med 2021; 384: 755-757. https://www.nejm.org/doi/full/10.1056/NEJMe2024638

[5] McCall B. Data, all around. Lancet Digit Health 2021; 3: e284-285. https://www.thelancet.com/journals/landig/article/PIIS2589-7500（21）00063-7/fulltext

[6] Pearson H. How COVID broke the evidence pipeline. Nature 2021; 593: 182-185. https://www.nature.com/articles/d41586-021-01246-x

[7] RECOVERY Collaborative Group. Dexamethasone in hospitalized patients with Covid-19. N Engl J Med 2021; 384: 693-704. https://www.nejm.org/doi/full/10.1056/NEJMoa2021436

[8] McCall B. Data, all around. Lancet Digit Health 2021; 3: e284-285. https://www.thelancet.com/

journals/landig/article/PIIS2589-7500（21）00063-7/fulltext

［9］Woodcock J, LaVange LM. Master protocols to study multiple therapies, multiple diseases, or both. N Engl J Med 2017; 377: 62-70. https://www.nejm.org/doi/full/10.1056/nejmra1510062

［10］Woodcock J, LaVange LM. Master protocols to study multiple therapies, multiple diseases, or both. N Engl J Med 2017; 377: 62-70. https://www.nejm.org/doi/full/10.1056/nejmra1510062

［11］Park JJH, Ford N, Xavier D, et al. Randomised trials at the level of the individual. Lancet Glob Health 2021; 9: e691-e700. https://www.thelancet.com/journals/langlo/article/PIIS2214-109X（20）30540-4/fulltext

［12］RECOVERY Collaborative Group. Dexamethasone in hospitalized patients with Covid-19. N Engl J Med 2021; 384: 693-704. Protocol.（p7）https://www.nejm.org/doi/suppl/10.1056/NEJMoa2021436/suppl_file/nejmoa2021436_protocol.pdf

［13］Mullard A. RECOVERY 1 year on: a rare success in the COVID-19 clinical trial landscape. Nat Rev Drug Discov 2021; 20: 336-337. https://www.nature.com/articles/d41573-021-00068-w

［14］Normand ST. The RECOVERY platform. N Engl J Med 2021; 384: 757-758. https://www.nejm.org/doi/full/10.1056/NEJMe2025674

［15］RECOVERY Collaborative Group. Dexamethasone in hospitalized patients with Covid-19. N Engl J Med 2021; 384: 693-704. Supplementary appendix.（p33）https://www.nejm.org/doi/suppl/10.1056/NEJMoa2021436/suppl_file/nejmoa2021436_appendix.pdf

あとがき

　本書では、世界でもっとも影響力の強い医学専門誌である『ニュー・イングランド・ジャーナル・オブ・メディシン』（The New England Journal of Medicine; NEJM）に掲載された、新型コロナウイルス感染症（Covid-19）の疫学論文を題材として、疫学の概念と方法を基礎から応用まで解説することを試みた。

　いわば、「新型コロナ」「NEJM 論文」「疫学の教科書」の三題噺である。この三題を組み合わせて本を書くにいたった経緯について、触れておきたい。

　第1の「新型コロナ」について。史上初の緊急事態宣言が発出された 2020 年4月から5月末にかけて、厚生労働省の参与として、同省内に設置されたクラスター対策班に勤務した。クラスター対策の指揮を執る押谷仁教授（東北大学大学院医学系研究科微生物学分野）は学生時代の先輩で、緊急事態宣言が発出される前日の4月6日に、とつぜん電話で依頼をうけた。

　仙台市の自宅を離れ、東京駅近くのホテルに泊まり、厚労省に通う毎日。宣言発出後の最初の週末、ホテルから銀座三越をへて歌舞伎座まで往復した。ふだんなら歩行者天国で賑わう銀座の街は、人影まばらだった。ただならぬことが起こっていると、肌で感じた時間だった。

　第2の「NEJM 論文」についていえば、NEJM 日本国内版の監修を、20 年来続けている。週刊の同誌に掲載される英語論文の抄録（要約）を、翻訳会社が下訳し、その確認と修正をするのがおもな仕事だ。原文の誤りを見つけて、ボストンの NEJM 編集部に担当者が連絡し、原文が修正されることもある。

　2020 年のはじめから、同誌に掲載される Covid-19 関連の論文が急増しはじめた。その大半は、毎週の印刷版に掲載される前に、同誌ウェブサイトでオンライン公開された。論文数が多すぎて、通常の長さの原著論文（original article）の形式では対応しきれなくなったため、読者から編集部への書簡

（correspondence）という短い形式で、重要な知見が毎日のように公開されるようになった。筆者の仕事も、毎週の定期版に掲載される論文の抄録の確認にくわえて、随時オンラインで公表される論文や書簡を確認する作業が追加された。

全体的な研究状況を理解するのに、『ネイチャー』『サイエンス』など他の専門誌に掲載される論文も見ておく必要がある。そのため、Covid-19 関連の論文を、明けても暮れても読み続ける生活になった。

第 3 の「疫学の教科書」については、疫学の概念や方法の説明と、具体的な論文の解説を組み合わせた本を作るという構想を、勁草書房編集部の鈴木クニエさんに考えていただいてから、10 年が過ぎていた。2013 年 11 月 2 日から 4 日の 3 日間、鈴木さんらに仙台にいらしていただいた。このときに講義のようなかたちで私が話したものを録音し、文字起こしをした草稿が、本書の「基礎編」の原型になっている。

20 年来の NEJM 日本国内版の監修、10 年来の疫学の教科書の構想、昨年からのパンデミック。この三つが組み合わさり、ようやく一書にまとまった次第である。

本書を構成する各章の初出だが、「基礎編」は上記のように書き下ろしである。「応用編」の論文解説は、勁草書房の編集部ウェブサイト「けいそうビブリオフィル」に「コロナ時代の疫学レビュー」として連載した記事（2021 年 6 月 29 日から 10 月 5 日まで 9 回）に手を入れた。

本書の刊行にあたり、お世話になった方々への謝辞を記すことをお許しいただきたい。

押谷仁先生（東北大学大学院医学系研究科微生物学分野教授）。10 年に 1 回、とつぜん電話をいただくのはいつも通りでしたが、クラスター対策班にお声がけいただき、現場の状況を経験させていただきました。欧米の論文を読んでいてもわからない、新型コロナウイルスの感染の動態について、具体的な感覚を得ることができました。「夜の街」を感染拡大の要所として明らかにするとともに、そこで働く方々の苦難や困窮に思いをはせ、感染対策とおなじ重みで、感染者への差別や偏見を防ぐ対策を模索される姿勢から、学ばせていただきました。

北村聖先生（東京大学名誉教授・公益社団法人地域医療振興協会シニアアドバイザー）。20 年にわたり、先生が手がけられる NEJM 日本国内版の監修のお手伝いをさせていただきました。この仕事を通して、世界の医学研究の最先端に触れ続けることができたことは、なによりも得がたい勉強の機会となりました。暑気払いと新年会にお招きいただいて上京し、先生の行きつけの寿司屋でお話をうかがうのが楽しみでした。感染状況が落ち着き、再開されることを願っています。

　青柳三樹男さん、星野仙さん、原隆次さん、小山智子さん、山岸広美さん、河村夏帆さん（株式会社南江堂洋書部）。NEJM 日本国内版の監修の実務で、お世話になりました。毎日のようなメールのやりとりのなかで、ひとつの英単語の解釈と日本語訳をめぐり、議論を重ねてきました。論文を読み評価する力をつける、日々のトレーニングとなっています。

　西本侑加さん（東北大学大学院医学系研究科博士課程）。図表の作成、本文の確認、引用文献リストの作成など、お手伝いいただきました。

　鈴木クニエさん（株式会社勁草書房編集部）。基礎編の草稿を文字起こししていただき、応用編の原稿を「けいそうビブリオフィル」で連載することをご提案いただきました。構想 10 年、中断数回、執筆 5 か月という変則な経過をたどりましたが、長年にわたる励ましとご助言を続けていただいたおかげで、ようやく一冊の形にまとめることができました。

　みなさま、ありがとうございました。

2021 年 10 月
全国の緊急事態宣言が解除された仙台にて

坪野吉孝

索　引

著者略歴

坪野吉孝（つぼの・よしたか）　医師・博士（医学）。専門は疫学・健康政策。1989 年東北大学医学部卒業。国立がん研究センター、ハーバード大学公衆衛生大学院などを経て、2004 年東北大学大学院教授（医学系研究科臨床疫学分野・法学研究科公共政策大学院）。2011 年より精神科臨床医。2020 年、厚生労働省参与（新型コロナウィルス感染症対策本部クラスター対策班）。現在、東北大学大学院客員教授（医学系研究科微生物学分野・歯学研究科国際歯科保健学分野・法学研究科公共政策大学院）、早稲田大学大学院客員教授（政治学研究科）および国立がん研究センター客員研究員（予防研究部）。Twitter: @epidemia_jp

疫学 新型コロナ論文で学ぶ基礎と応用

2021 年 12 月 20 日　第 1 版第 1 刷発行
2022 年 11 月 20 日　第 1 版第 2 刷発行

著　者　坪　野　吉　孝

発行者　井　村　寿　人

発行所　株式会社　勁　草　書　房

112-0005 東京都文京区水道2-1-1　振替　00150-2-175253
（編集）電話 03-3815-5277／FAX 03-3814-6968
（営業）電話 03-3814-6861／FAX 03-3814-6854
本文組版 プログレス・平文社・中永製本

ISBN978-4-326-70121-6　Printed in Japan

https://www.keisoshobo.co.jp

ローレンス・J・シュナイダーマン、ナンシー・S・ジェッカー／林令奈・赤林朗 監訳
間違った医療
A 5 判　3,520 円
医学的無益性とは何か

広瀬　巌
パンデミックの倫理学
四六判　1,980 円
緊急時対応の倫理原則と新型コロナウイルス感染症

エリオット・ソーバー／森元良太 訳
オッカムのかみそり
A 5 判　4,950 円
最節約性と統計学の哲学入門

アレックス・ラインハート／西原史暁 訳
ダメな統計学
A 5 判　2,420 円
悲惨なほど完全なる手引書

大久保街亜・岡田謙介
伝えるための心理統計
A 5 判　3,080 円
効果量・信頼区間・検定力

国里愛彦・片平健太郎・沖村宰・山下祐一
計算論的精神医学
A 5 判　3,850 円
情報処理過程から読み解く精神障害

ジャン＝リュック・ナンシー／伊藤潤一郎 訳
あまりに人間的なウイルス
四六判　2,420 円
COVID-19 の哲学

勁草書房刊

＊表示価格は 2022 年 11 月現在。消費税 10% が含まれております。